"十四五"国家重点出版物出版规划项目
国家临床医学研究协同创新战略联盟权威推荐
健康中国·疾病管理丛书

慢性阻塞性肺疾病
管理手册

规范防治 健康呼吸

主编 郑劲平 张冬莹

科学技术文献出版社
SCIENTIFIC AND TECHNICAL DOCUMENTATION PRESS
·北京·

图书在版编目（CIP）数据

慢性阻塞性肺疾病管理手册 / 郑劲平, 张冬莹主编. -- 北京：科学技术文献出版社, 2024. 7. -- ISBN 978-7-5235-1444-3

Ⅰ. R563.9-62

中国国家版本馆 CIP 数据核字第 2024XU2678 号

慢性阻塞性肺疾病管理手册

策划编辑：蔡 霞 邓晓旭 责任编辑：蔡 霞 责任校对：张永霞 责任出版：张志平

出 版 者	科学技术文献出版社
地　　　址	北京市复兴路15号　邮编 100038
编 务 部	（010）58882938，58882087（传真）
发 行 部	（010）58882868，58882870（传真）
邮 购 部	（010）58882873
官 方 网 址	www.stdp.com.cn
发 行 者	科学技术文献出版社发行　全国各地新华书店经销
印 刷 者	北京地大彩印有限公司
版　　　次	2024 年 7 月第 1 版　2024 年 7 月第 1 次印刷
开　　　本	710×1000　1/16
字　　　数	78 千
印　　　张	8.25
书　　　号	ISBN 978-7-5235-1444-3
定　　　价	49.80元

版权所有　违法必究

购买本社图书，凡字迹不清、缺页、倒页、脱页者，本社发行部负责调换

健康中国·疾病管理丛书
编委会

名誉主编

　　　　赵玉沛

编　　委（按姓氏笔画排序）

　　　　马　丁　马长生　马良坤　王　刚　王小平　王拥军
　　　　王明贵　申昆玲　宁　光　乔　杰　刘志红　刘俊涛
　　　　杜奕奇　李　蓉　李兆申　李凌江　杨　帆　吴开春
　　　　佟仲生　张冬莹　张伟丽　张陈平　张澍田　陆　林
　　　　陈　旭　陈　彪　陈吉华　陈香美　范　利　林　红
　　　　周后德　周学东　周智广　郑劲平　赵继宗　郝希山
　　　　胡文杰　侯凡凡　施　红　奚　桓　高树庚　唐北沙
　　　　曹　丰　曹　彬　梁　敏　董建增　董碧蓉　蔡　军
　　　　樊代明

编委会办公室

主　　任　张澍田

副 主 任　尤　红　孔媛媛

秘　　书　刘　苿　焦　月　王　沛

《慢性阻塞性肺疾病管理手册》
编委会

顾　问
　　钟南山

主　编
　　郑劲平　张冬莹

副主编
　　高　怡　梁振宇

编　委（按姓氏笔画排序）
　　王凤燕　王苑娣　王明蝶　付颖瑜　毕雪珊　朱　政
　　李洽胜　沈北兰　张冬莹　周玉民　郑劲平　胡杰英
　　高　怡　梁振宇　简文华

特别鸣谢
　　国家呼吸系统疾病临床医学研究中心
　　呼吸疾病全国重点实验室
　　广州医科大学附属第一医院
　　广州呼吸健康研究院

健康中国·疾病管理丛书
总序

健康是促进人的全面发展的必然要求，是人生命之所系，是全体人民的最大财富。一人健康是立身之本，人民健康是立国之基，对中国极具现实和长远意义。习近平总书记在全国卫生与健康大会上强调，没有全民健康，就没有全面小康，要把人民健康放在优先发展战略地位，努力全方位全周期保障人民健康。为积极应对当前突出健康问题，采取有效干预措施，进一步提高人民健康水平，中共中央、国务院制定《"健康中国2030"规划纲要》，从"五位一体"总体布局和"四个全面"战略布局出发，对当前和今后一个时期更好保障人民健康做出了制度性安排。党的二十大再次强调推进健康中国建设，明确指出人民健康是民族昌盛和国家强盛的重要标志，把保障人民健康放在优先发展的战略位置。

习近平总书记在科学家座谈会上将"面向人民生命健康"列为科技工作的"四个面向"之一，为我国医学科技工作提供了根本遵循。历史和现实都充分证明，卫生健康事业发展必须依靠科技创新的引领和推动，保障人类健康离不开科学发展和技术创新。在中国科学院第十九次院士大会、中国工程院第十四次院士大会上，习近平总书记提出，中国要强盛、要复兴，就一定要大力发展科学技术，努力成为世界主要科学中心和创新高地。党的十八大以来，为推动医药卫生科技事业发展，我国着力完善国家创新体系，国家临床医学研究中心作为国家级科技创新基地形成系统布局，在集聚医学创新资源、优化组织模式等方面发挥了积极作用，是卫生与健康领域贯彻落实全国科技创新大会精神的重要举措，整体推进了我国医学科技发展、加快了医学科技成果临床转化和普及推广。

科技创新是科学普及的源头所在，科学普及是科技创新成果的最广泛转化，开展科普可极大推动科研的进步与创新。习近平总书记强调，"科技创新、科学普及是实现创新发展的两翼，要把科学普及放在与科技创新同等重要的位置"。健康中国战略提出，科学普及健康知识，提高全民健康素养水平，是提高居民自我健康管理能力和健康水平最根本、最经济、最有效的措施之一。

为进一步加强健康科普内容的开发与传播力度，提升民众健康素养，促进科技创新，由科技部、国家卫生健康委、中央军委后勤保障部和国家药监局等部门牵头，国家临床医学研究协同创新战略联盟秘书长单位（首都医科大学附属北京友谊医院）组织，联合各国家临床医学研究中心编写出版"健康中国·疾病管理"丛书。

丛书充分发挥各国家临床医学研究中心的特色及学科优势，由多名院士、院长及知名专家领衔编写，聚焦人民群众常见的健康及疾病问题，以常见病种为单位，独立成册。每本书深入浅出地从预防、诊断、治疗、康复和问答等5个方面介绍了疾病相关知识，使读者可以充分了解疾病，建立科学健康观念，做到疾病的早预防、早发现、早诊断、早治疗，改善疾病预后，延长健康寿命年，更好地享受健康幸福生活。丛书注重科学性、实用性及原创性，力争成为国家临床医学研究中心彰显前沿、科学、权威形象的重要窗口以及公众获取健康科普知识的有效渠道。

未来，各国家临床医学研究中心将不断编写分册，纳入更多疾病种类，使更多读者受益。希望相关机构可以紧追信息化时代潮流，利用移动端、电视、广播、互联网等平台，广泛促进"健康中国·疾病管理"丛书在学校、社区及农村的传播，多层次、多渠道地惠及广大公众，帮助其树立科学、先进的健康理念，掌握科学的健康方法和知识，推动健康科普知识的全民普及，共享科技发展成果。

丛书凝聚了各国家临床医学研究中心、各位专家学者和科技工作者的智慧、经验和汗水，借此机会向你们致以衷心的感谢和诚挚的敬意！站在中国发展进程的关键时期，我们迎来"十四五"规划的新征程。

"十四五"是我国开启全面建设社会主义现代化国家新征程的第一个五年，更是推动我国科技创新及卫生健康事业高质量发展的重要历史机遇期。希望医学科普工作立足前沿，坚持发展创新，为推动健康中国建设、实现中华民族伟大复兴的中国梦贡献更大的力量！

科技部社会发展科技司

2023 年 2 月

健康中国·疾病管理丛书
推荐序

2021年3月，习近平总书记在福建省三明市调研时指出，健康是幸福生活最重要的指标，健康是1，其他是后面的0，没有1，再多的0也没有意义。"健康是1"彰显了中国共产党始终不变的"为中国人民谋幸福，为中华民族谋复兴"的初心使命，饱含着以习近平同志为核心的党中央"始终把人民生命安全和身体健康放在第一位"的深沉真挚的人民情怀。

为进一步科学普及健康知识，提高全民健康素养水平，由科技部、国家卫生健康委、中央军委后勤保障部和国家药监局等部门牵头，国家临床医学研究协同创新战略联盟秘书长单位（首都医科大学附属北京友谊医院）组织，联合各国家临床医学研究中心编写"健康中国·疾病管理"丛书。

丛书由各领域知名专家领衔编写，聚焦人民群众常见的健康问题，根据常见病种分类独立成册，充分发挥各国家临床医学研究中心的特色及学科优势，从预防、诊断、治疗、康复和问答等5个方面介绍疾病相关知识，使读者可以充分了解疾病，树立健康观念，做到早预防、早发现、早诊断、早治疗，为改善疾病预后、延长健康寿命年提供了重要参考。

丛书凝聚了各国家临床医学研究中心及各位专家学者的智慧、经验和汗水，在此向你们致以衷心的感谢和崇高的敬意！站在"两个一百年"的历史交汇点上，相信医学科技工作者能够立足前沿，坚持发展创新，为推动健康中国建设、实现中华民族伟大复兴的中国梦贡献智慧和力量！

中华医学会会长
中国科学院院士
北京协和医院名誉院长

2023 年 2 月

推荐序

慢性呼吸系统疾病和心脑血管病、恶性肿瘤、糖尿病并称为"四大慢病",但是公众对其重视程度仍有待提升。进一步加强慢性呼吸系统疾病防控需要多方精诚合作、共同努力。过去我们对慢性阻塞性肺疾病(简称慢阻肺)的防治意识比较落后,慢阻肺的早期症状隐匿,往往表现为程度较轻的咳嗽、咳痰、胸闷或活动后气喘,很容易被忽视或被误以为是普通感冒或支气管炎,或认为老年人有几声咳嗽或走路气喘是正常现象,容易错过最佳治疗时机,等到确诊时,大多数患者的疾病已进展到中晚期,肺功能至少损害一半以上。如果患者能在早期接受肺功能检查,

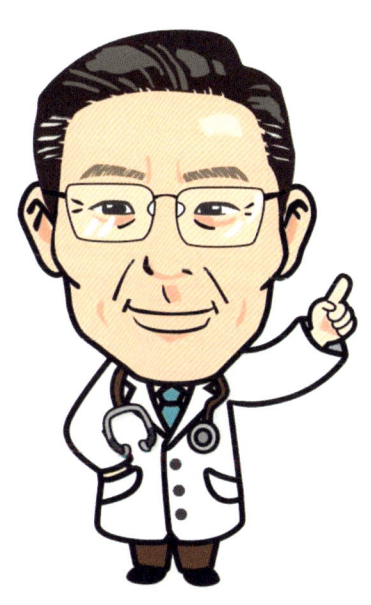

及时发现异常,较早干预,就能让肺功能损害得到较大程度的缓解,甚至是可逆的。为推动慢阻肺的早发现、早治疗,我国呼吸专家提出了"像测量血压一样测量肺功能"的口号,这在全球也是首次。

呼吸慢病的早诊、早治对减少疾病发生和延缓病程发展有着重要作用,对慢阻肺患者进行规范化管理,可有效控制病情、减缓疾病进展,使患者生活质量得到改善,达到规范防治、健康呼吸的目标,是社会、

国家、医务工作者及患者的共同愿望。

  本书在策划、撰稿、审校过程中倾注了编者们大量的心血。此书符合国家推行实施的健康中国战略，能让百姓主动参与健康管理，为普及医学科学发挥积极作用。

钟南山（签名）

中国工程院院士

国家呼吸系统疾病临床医学研究中心主任

前　言

　　随着人口老龄化的不断加剧，我国的流行病学模式已从传染病向慢性非传染性疾病转变，且发病率呈逐年上升趋势。根据我国卫生统计年鉴相关数据显示，居民慢性病死亡人数占总死亡人数超80%，其中慢性呼吸系统疾病位列我国居民慢性病死因第三，以慢性阻塞性肺疾病和哮喘的危害尤为严重。与其他国家相比，呼吸系统疾病是我国慢病管理体系中的短板，补齐呼吸系统疾病防治短板对建设居民健康体系至关重要。

　　在呼吸慢病管理中，降低急性加重风险、改善症状、提升生活质量是重要目标。慢性阻塞性肺疾病（简称慢阻肺）是常见、多发疾病，临床表现为慢性咳嗽、咳痰、活动后气促、呼吸困难等，且呈进行性发展，严重影响患者生活质量。由于空气污染严重、吸烟率居高不下等因素，慢阻肺患病率还有不断增高的趋势。2018年发布的研究数据显示，我国20岁以上成人慢阻肺患病率为8.6%，40岁以上成人则高达13.7%，全国有近1亿慢阻肺患者，社会医疗负担沉重。

　　钟南山院士提出，呼吸慢病的早诊、早治对减少疾病发生和延缓病程发展有着重要作用，对慢阻肺患者进行规范化管理，可有效控制病情、减缓疾病进展，使患者生活质量得到改善，达到规范防治、健康呼吸的目标，这是社会、国家、医务工作者及患者的共同愿望。

国家呼吸系统疾病临床医学研究中心（以下简称"中心"）由科技部、国家卫生健康委、中央军委后勤保障部和国家药监局等部门主管，为首批13家国家临床研究中心之一，以建设国内领先、国际先进的创新成果转化基地为战略定位，推广普及呼吸疾病医学科学知识，旨在提供科学、专业的信息，以呼吸疾病为核心、医疗健康大数据为支撑，组织全国/区域的临床防治队伍，开展临床应用成果双向转化与推广普及。

中心着眼于国家呼吸疾病防控的重大需求，提出疾病防治战略重点，搭建临床研究协同创新平台，组织开展多中心临床研究，完善我国呼吸疾病诊治临床路径、技术规范，编制系列呼吸疾病诊治指南和专家共识，组织指导临床应用，并向基层进行适宜技术推广。自建设以来，中心秉承"同呼吸共命运"的宗旨，肩负着守护人民呼吸健康的使命。

本书由国家呼吸系统疾病临床医学研究中心组织编写，内容包括慢阻肺认知的基础篇、诊断篇、治疗篇、预防篇、问答篇，以推广普及呼吸疾病医学科学知识，旨在提供科学、专业的信息，指导慢阻肺疾病患者在自我健康管理方面采取更加积极的措施，预防和减少并发症的发生。本书出版受国家重点研发计划项目（2018YFC1311900）资助，特此致谢！

郑劲平　　张冬莹

扫码观看

目 录 CONTENTS

第一章 基础篇 ... 001

什么是慢阻肺 ... 002

慢性支气管炎、肺气肿与慢阻肺的关系 ... 002

导致慢阻肺发生的危险因素 ... 003

慢阻肺的流行病学特征 ... 004

第二章 诊断篇 ... 005

慢阻肺患者的临床表现 ... 006

慢阻肺的诊断标准 ... 008

慢阻肺诊治的肺功能检查 ... 009

慢阻肺诊治的其他常用检查 ... 015

慢阻肺的常见合并症 ... 017

慢阻肺的病情评估 ... 023

第三章 治疗篇 ... 025

维持治疗的必要性 ... 026

治疗慢阻肺的常用药物 ... 027

吸入用药的优势 029

规范使用药物吸入装置的注意事项 032

稳定期的治疗与管理 037

急性加重期的治疗与管理 044

转诊与出院 047

长期随访 049

慢阻肺常见合并症的治疗 053

第四章 预防篇 057

慢阻肺的分级预防 058

慢阻肺急性加重的预防措施 063

日常生活中的注意事项 066

什么是肺康复 071

如何进行肺康复评估 072

如何选择合适的肺康复运动训练方案 079

营养支持 090

第五章 问答篇 099

慢阻肺患者的治疗问答 100

慢阻肺患者的日常问答 110

第一章
基础篇

什么是慢阻肺

慢阻肺是慢性阻塞性肺疾病（chronic obstructive pulmonary disease，COPD）的简称，是一种常见的可预防和可治疗的疾病，以慢性呼吸道症状（呼吸困难、咳嗽、咳痰）为特征，是由于气道和（或）肺泡异常导致持续性（常为进展性）气流阻塞，通常因长时间暴露于有毒颗粒或气体引起，并受到宿主因素的影响（包括肺部发育异常），伴重大并发症可加重疾病甚至导致死亡。

慢性支气管炎、肺气肿与慢阻肺的关系

慢性支气管炎是指在除外慢性咳嗽的其他已知病因后，患者每年咳嗽、咳痰 3 个月以上，并连续 2 年以上，是临床诊断。

肺气肿是指肺部终末细支气管远端气腔出现异常持久的扩张，并伴有肺泡壁和细支气管破坏而无明显的肺纤维化，是病理学概念。

慢性支气管炎或肺气肿是慢阻肺的常见临床类型，只有当慢性支气管炎和肺气肿患者的肺功能检查出现持续气流受限时,才诊断为慢阻肺,如患者只是有慢性支气管炎和(或)肺气肿,而没有持续的气流受限,则不能诊断为慢阻肺。

导致慢阻肺发生的危险因素

①吸烟是慢阻肺最重要的环境发病因素,被动吸烟(二手烟)也可能导致呼吸道症状及慢阻肺的发生。

②反复呼吸道感染是慢阻肺发病和加剧的另一个重要因素。

③慢阻肺有遗传易感性。

④职业性粉尘及化学物质(包括二氧化硅、煤尘、棉尘、烟雾、过敏原、工业废气和室内空气污染等)的浓度过大或接触时间过久。

⑤使用生物燃料烹饪时产生的大量烟雾可能是不吸烟妇女发生慢阻肺的重要原因。

⑥大气中空气动力学直径为 2.5～10 μm 的颗粒物,即 $PM_{2.5}$ 和 PM_{10} 可能与慢阻肺的发生有一定关系。

慢阻肺的流行病学特征

慢阻肺是一种危害人类健康的常见病和多发病,严重影响患者的生命质量,病死率较高。2018年中国成人肺部健康研究调查数据显示,20岁及以上成人的慢阻肺患病率为8.6%,40岁以上则高达13.7%,慢阻肺作为中国城市第四位、农村第三位致死性疾病,已然成为严重影响我国公共卫生的重大问题,我国慢阻肺患者数将近1亿。

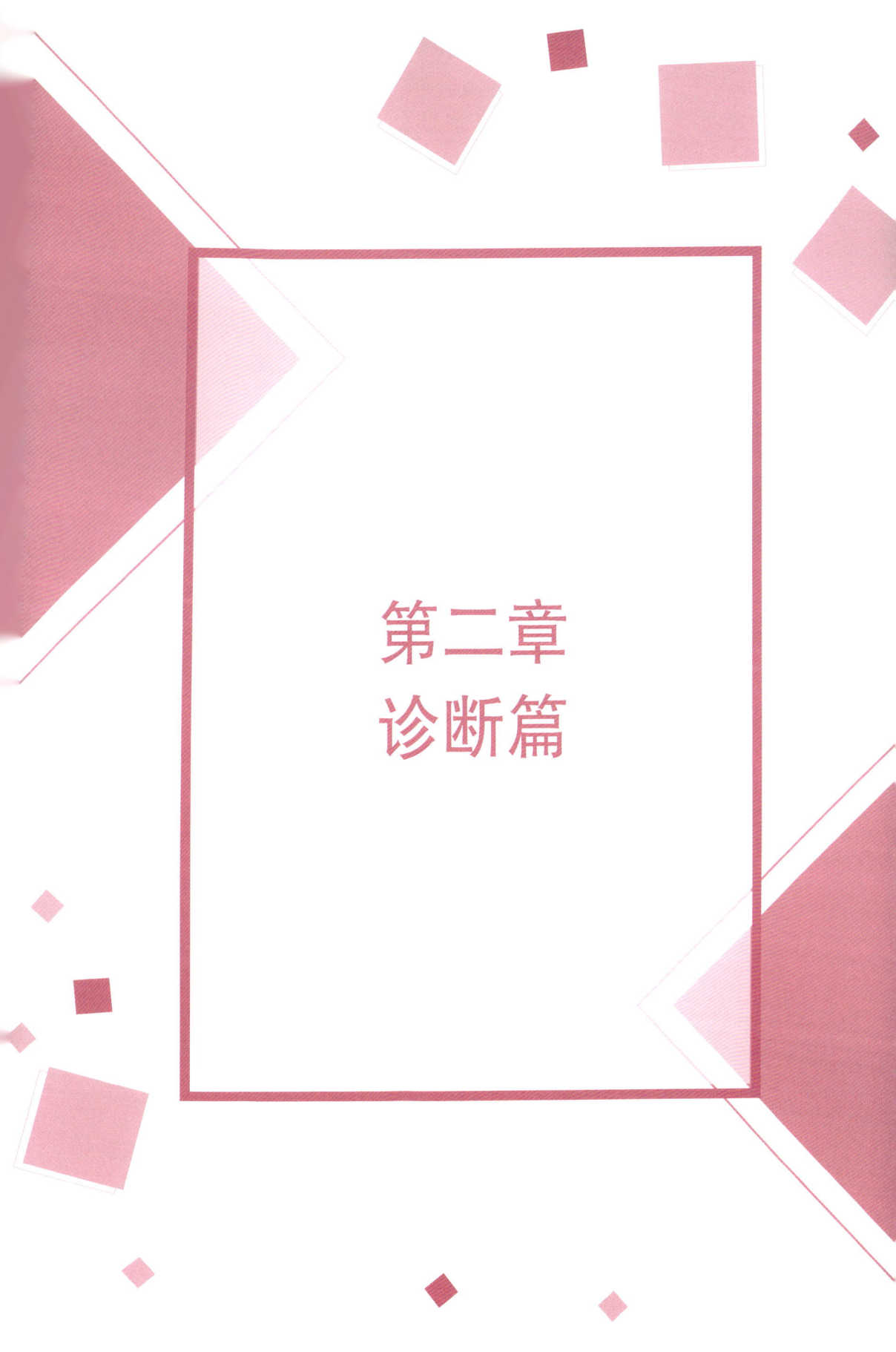

第二章
诊断篇

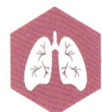

慢阻肺患者的临床表现

> 慢阻肺患者的特征性症状主要是慢性咳嗽、咳痰，进行性加重的活动后气促或呼吸困难，体力劳动后出现喘息和胸闷。患者通常在中年时期发病，且秋冬寒冷季节加重，在呼吸道感染后症状也常加重。慢阻肺患者早期可以没有自觉症状，体征亦可不明显，随着疾病进展，当存在肺气肿时，由于肺部过度充气，可出现典型体征——桶状胸。所谓桶状胸，就是胸廓前后径增大，肋间隙增宽，剑突下胸骨下角增宽，胸部形如木桶状。

慢性咳嗽、咳痰

主要特点是慢性、长期存在。慢阻肺病理表现为慢性支气管炎和细支气管炎。支气管黏膜出现炎症，黏液分泌增加，刺激支气管，导致咳嗽、咳痰。如果痰液排出困难，容易诱发感染和误吸。

咳嗽常为首发症状，初起咳嗽呈间歇性，早晨较重，早晚或整日均有咳嗽，但夜间咳嗽并不显著。痰液一般为白色黏液或浆液泡沫性痰，清晨排痰较多。但在慢阻肺急性加重时，常合并感染，痰量增多，痰液转变为脓性痰。

第二章 诊断篇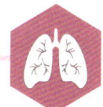

📖 气短或呼吸困难

慢阻肺的主要病理表现为慢性气道炎症及肺气肿（肺实质破坏），前者引起的气流阻塞主要导致肺通气功能下降，后者主要导致换气能力下降，因而出现气短或呼吸困难。早期在活动较剧烈时出现，之后随病情进展，日常活动甚至休息时也感到气短，特别是在肺部感染时，气短或者呼吸困难会加重。这是慢阻肺的典型症状，常伴有心率加快。

📖 喘息和胸闷

慢阻肺患者的小气道在呼气时阻塞明显，气流经过狭窄气道时易引起喘息，部分患者尤其是重症患者或急性加重患者易出现。胸闷常于体力劳动后发生，与呼吸费力和肋间肌收缩有关。

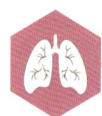慢性阻塞性肺疾病管理手册

慢阻肺的诊断标准

慢阻肺的诊断应根据临床表现、危险因素接触史、肺功能检查综合分析及鉴别诊断。凡有吸烟史和（或）职业环境污染及生物燃料接触史，有呼吸困难或咳嗽、咳痰病史及桶状胸等体征，临床上需要考虑慢阻肺的诊断。目前，肺功能检查是诊断慢阻肺的金标准，肺功能检查尤其是通气功能检查是判断气流受限的客观指标，其重复性好，对慢阻肺的诊断、严重度评价、疾病进展评估、预后及治疗反应判断等均有重要意义。

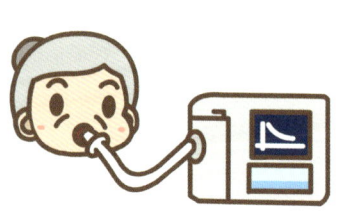
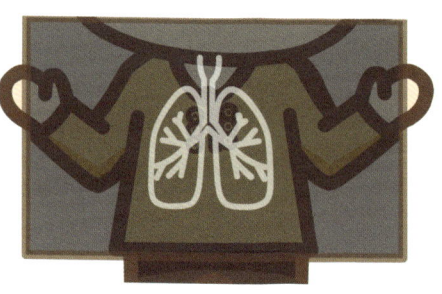

第二章 诊断篇

慢阻肺诊治的肺功能检查

有效的检查手段对慢阻肺的早期筛查、诊断、严重程度评估、治疗效果评价及预后判断均有重要作用。肺功能检查是一门运用呼吸生理知识和现代技术探索人体呼吸系统功能的医学计量技术。通过对呼吸容量、流量、压力等物理参数的测定和呼吸气体成分的分析,判断肺通气功能和换气功能,从而了解呼吸系统器官、组织的功能状态,是呼吸系统疾病诊疗中的常用技术和关键技术。应用于慢阻肺患者的常用肺功能检查项目有:肺通气功能检查、支气管舒张试验、肺容量检查、肺弥散功能检查及6分钟步行试验。

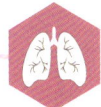

肺通气功能检查

肺通气功能检查是呼吸功能检查中最常用和最重要的检查内容,主要通过肺量计进行检查,包括时间–容积曲线和流量–容积曲线。

曲线特点:时间–容积曲线表现为呼气流量减少、呼气时间延长、不能达到呼气平台或达到平台时间超过6秒。流量–容积曲线表现为呼气相降支向容量轴的凹陷,气道阻塞越重者,凹陷越明显。

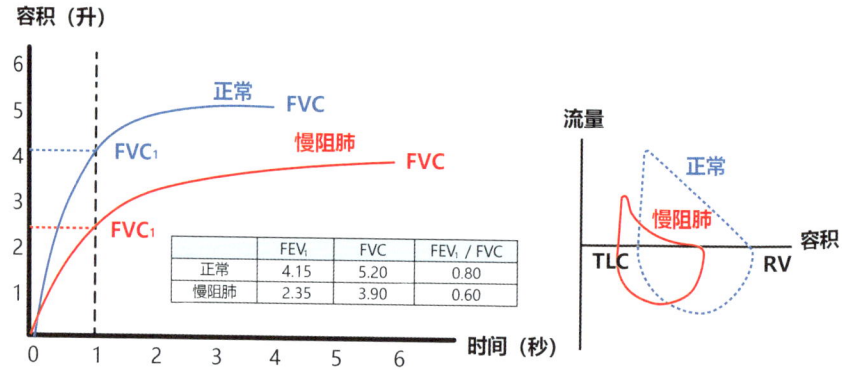

常用的评价指标包括用力肺活量（forced vital capacity，FVC）、第1秒用力呼气容积（forced expiratory volume in one second，FEV_1）、1秒率（FEV_1/FVC），具体如下。

用力肺活量（FVC）：反映机体呼气肺活量的大小，指最大吸气至肺总量位后以最快的速度呼气直至残气量位的全部气量。慢阻肺患者FVC可正常，如气道阻塞严重，用力呼气时气体陷闭，FVC亦可下降。

第1秒用力呼气容积（FEV_1）：指最大吸气至肺总量位后第1秒之内的快速呼出量，FEV_1占预计值的百分比是评价气流受限严重程度的良好指标。

1秒率（FEV_1/FVC）：第1秒用力呼气容积（FEV_1）占用力肺活量（FVC）的百分比。该指标下降表示存在气流受限，是一项诊断慢阻肺的重要指标。

支气管舒张试验

通过人工给予吸入支气管舒张药物，比较使用舒张药物前后的肺功能变化，判断气流阻塞的可逆程度。

吸入支气管舒张剂后 $FEV_1/FVC < 70\%$ 是诊断慢阻肺的必要条件。研究显示 FEV_1/FVC 存在一定的不稳定性和逆转性。如果单次吸入支气管舒张剂后 FEV_1/FVC 为 $60\% \sim 80\%$，建议 6 个月至 1 年内复查肺功能，以明确诊断，避免潜在的误诊或漏诊。但对于舒张后 $FEV_1/FVC < 60\%$ 的慢阻肺患者，该比值升至 70% 以上的可能性不大。

舒张后 FEV_1 占预计值的百分比（$FEV_1\%\ Pred$）为慢阻肺气流受限分级依据，是慢阻肺严重程度评估中的重要指标。

肺容量检查

肺容量是指肺内（包括呼吸道与肺泡）气体的含量。呼吸过程中，呼吸肌肉运动，胸廓扩张和收缩，肺容量随之发生变化。

常用的评价指标如下。

肺总量（total lung capacity，TLC）：最大努力深吸气后肺内所含有的总气量。

功能残气量（functional residual capacity，FRC）：平静呼气末肺内的气量。

残气容积（residual volume，RV）：最大努力完全呼气后肺内仍不能呼出的残留气量。

深吸气量（inspiratory capacity，IC）：平静呼气后最大努力吸气所能吸入的最大气量。

潮气容积（tidal volume，VT）：在平静呼吸时每次吸入或呼出的气量。

补吸气容积（inspiratory reserve volume，IRV）：在平静吸气后，继续吸气所能吸入的最大气量。

补呼气容积（expiratory reserve volume，ERV）：在平静呼气后，继续呼气所能呼出的最大气量。

肺活量（vital capacity，VC）：在不限时间的情况下，一次最大吸气后再尽最大能力呼出的气体量。

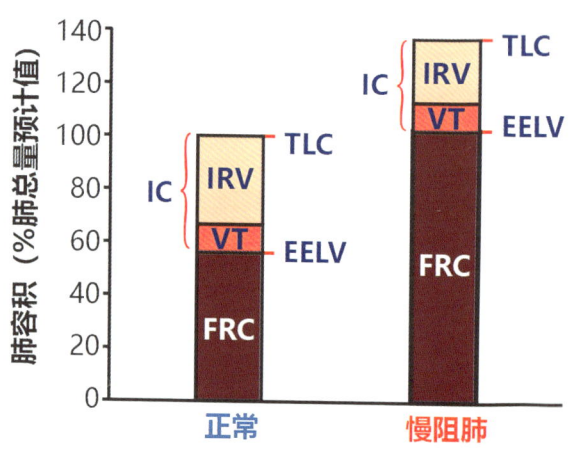

慢阻肺患者由于气道阻塞，呼气气流受限，气体陷闭，呼气末潴留在肺内的气量增多，导致肺过度充气病理可表现为肺气肿，典型肺容量检查的特点为：平静呼气末肺容量位（end-expiratory lung volume，EELV）增高，TLC、FRC、RV、RV/TLC 增高，IC、VC 降低。

第二章 诊断篇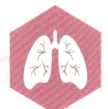

肺弥散功能检查

除了通气功能以外，肺还有另外一项很重要的功能，就是气体交换。肺内气体交换主要指随呼吸运动进入肺泡气内的氧气（oxygen，O_2）扩散入血，而血液中的二氧化碳（carbon dioxide，CO_2）扩散入肺泡，再随呼吸运动排出体外的过程。由于肺内气体交换是通过气体的弥散实现的，因此称为肺弥散功能。肺的弥散功能是指某种肺泡气通过肺泡－毛细血管膜（由肺泡上皮及其基底膜、肺泡毛细血管内皮及其基底膜，以及2个基底膜之间的结缔组织构成）以弥散形式进行交换的功能。临床上，主要应用一氧化碳（carbon monoxide，CO）进行测定。

常用的评价指标如下。

肺一氧化碳弥散量（diffusing capacity of the lungs for carbon monoxide，DLCO）是指CO在单位时间（1 min）及单位压力差（1 mmHg或0.133 kPa）条件下从肺泡转移至肺泡毛细血管内并与血红蛋白结合的量，是反映肺弥散功能的主要指标。

肺一氧化碳弥散量与肺泡通气量比值（DLCO/VA）简称为比弥散量，也称弥散常数。由于弥散量受肺泡通气量（alveolar ventilation，VA）影响，肺泡通气量减少可导致DLCO减少，故临床上常以DLCO/VA进行矫正，有助于判断弥散量减少的原因是有效弥散面积减少还是弥散距离增加。

对慢阻肺患者进行弥散功能检查，可了解其肺换气功能。严重慢阻肺患者由于肺泡壁结构破坏、融合，导致肺毛细血管床面积减少，气体交换面积减少，加上通气/血流比例失调，可导致肺弥散功能下降。

6分钟步行试验

让患者以最快速度徒步运动，测定其在6分钟内能承受的行走距离。该检查方法操作简单，是运动耐力检测的有效方法，主要用于评估患者的功能状态，以及评价中、重度心肺疾病患者治疗干预的效果，可作为临床试验的重要观察指标之一，也是患者生存率的预测指标之一。

> 总结一下，慢阻肺是不可逆的阻塞性气道疾病，肺通气功能检查可甄别患者通气功能障碍的类型，吸入支气管舒张剂后$FEV_1/FVC < 0.7$是慢阻肺诊断的金标准；肺容量检查可辅助判断有无肺气肿；肺弥散功能检查是评价慢阻肺患者是否合并换气功能障碍的有效方法；6分钟步行试验是检测慢阻肺患者运动耐力简单且有效的方法。

第二章　诊断篇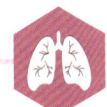

慢阻肺诊治的其他常用检查

除肺功能检查外，其他临床检查如胸部影像学检查、血氧饱和度检查等对慢阻肺的诊断及评估也有重要价值。

影像学检查

除了肺功能检查，胸部影像学检查也是慢阻肺鉴别诊断的常用手段。

胸部 X 线检查：对确定肺部并发症、与其他疾病（肺间质纤维化、肺结核等）鉴别具有重要意义。慢阻肺早期胸部 X 线片可无明显变化，之后出现肺纹理增多和紊乱等非特征性改变；主要 X 线征象为肺过度充气、肺容积增大、胸腔前后径增长、肋骨走向变平、肺野透亮度增高、横膈位置低平、心脏悬垂狭长、肺门血管纹理呈残根状及肺野外周血管纹理纤细稀少等，有时可见肺大疱形成。

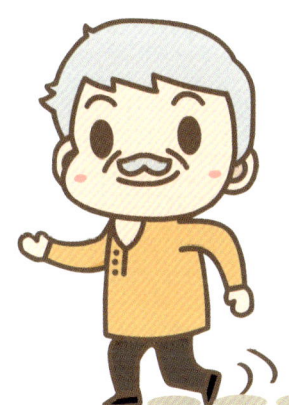

胸部CT检查：CT检查一般不作为常规检查，但其对于鉴别诊断具有重要价值。另外，高分辨率CT对区分气肿类型（小叶中心型、全小叶型、旁间隔型）及确定肺大疱的大小和数量有很高的敏感性和特异性。

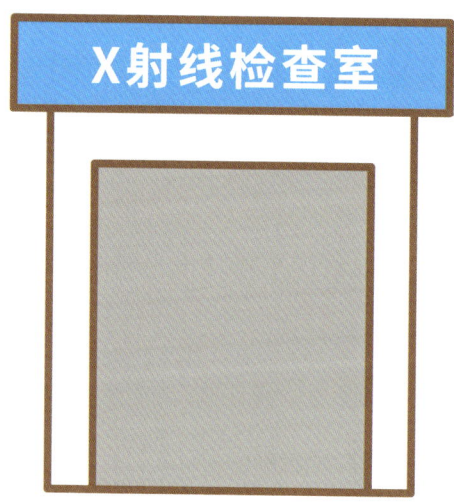

血氧饱和度检查

血氧饱和度是血液中被氧结合的氧合血红蛋白的容量占全部可结合的血红蛋白容量的百分比，即血液中血氧的浓度，它是呼吸循环的重要生理参数。监测动脉血氧饱和度可以对肺的氧合血红蛋白携氧能力进行估计。正常人体动脉血的血氧饱和度为98%，静脉血为75%。

第二章 诊断篇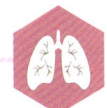

慢阻肺的常见合并症

> 慢阻肺的常见合并症有心血管疾病、代谢综合征和糖尿病、骨质疏松症、焦虑与抑郁症、原发性肺癌、胃食管反流、支气管扩张、阻塞性睡眠呼吸暂停低通气综合征等。这些合并症可发生在不同气流受限程度的患者中，对慢阻肺的进展和病死率有显著影响。

心血管疾病

心血管疾病是慢阻肺最常见的和最重要的合并症，包括心力衰竭、缺血性心脏病、心律失常、外周性血管疾病及高血压等。

心力衰竭

有20%～70%的慢阻肺患者同时患有收缩性心力衰竭或舒张性心力衰竭。有时候，心力衰竭症状不容易识别，可能与慢阻肺急性加重症状相似或伴发慢阻肺急性加重，因此如果不加警惕，容易被漏诊或误诊。有证据表明，在因高碳酸血症性呼吸衰竭需要机械通气治疗的慢阻肺患者中，40%都有左室功能减低。新发生的心力衰竭会显著增加慢阻肺患者的死亡风险，因此必须重视心力衰竭的预防和及时治疗。慢性心力衰竭的常见症状有呼吸困难、心慌、乏力、夜尿增多、水肿等，急性心力衰竭的常见症状包括突发严重呼吸困难、端坐呼吸、频繁咳嗽、咳粉红色泡沫痰、发绀、大汗等。

▮ 缺血性心脏病

所有慢阻肺患者均应根据其危险因素考虑缺血性心脏病的可能。常见的危险因素包括高血脂、高血压、糖尿病、吸烟等。在慢阻肺急性加重期间和之后至少 30 天内，合并缺血性心脏病的患者心肌损伤的风险增加。

▮ 心律失常

慢阻肺患者常见心律失常，反之亦然。心房颤动（房颤）是常见的心律失常，与肺通气功能的下降相关。慢阻肺患者出现严重呼吸困难，经常会合并房颤，而且房颤可能是急性加重的一个诱发因素或结局。

▮ 外周性血管疾病

外周性血管疾病指四肢血管（动脉、静脉）的病变，以下肢血管病变最为多见，常伴发动脉粥样硬化性心脏病，并且可能对慢阻肺患者日常活动和生活质量有显著影响。约 8.8% 的慢阻肺患者合并外周血管疾病，较非慢阻肺人群发病率高（1.8%）。

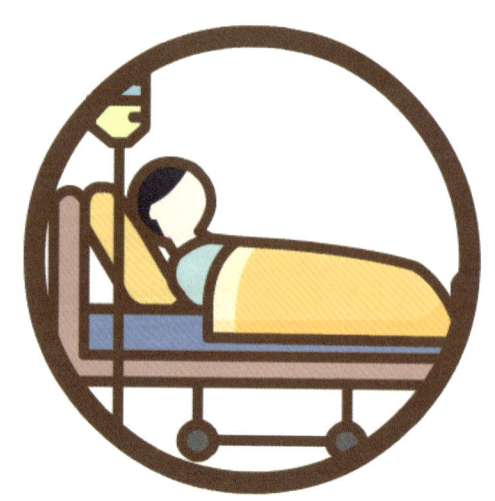

第二章 诊断篇

高血压

高血压可能是慢阻肺最为常见的合并症，可以影响慢阻肺的预后，慢阻肺合并高血压患者应该优化血压控制，注意评估部分治疗药物间的相互影响。

代谢综合征和糖尿病

代谢综合征和糖尿病在慢阻肺患者中经常出现，导致患者病情复杂，急性加重及住院次数增多，死亡率增加。据估计慢阻肺患者的代谢综合征患病率超过30%。代谢综合征是一组以肥胖、高血糖、血脂异常及高血压集结发病的临床综合征，这些因素直接促进动脉粥样硬化性心血管疾病的发生、发展，也增加了2型糖尿病的发病风险。

骨质疏松症

骨质疏松症是慢阻肺重要的合并症，但常漏诊，它与患者健康状况差及预后不良有关。合并椎体骨折时会对患者肺功能、身体活动、生活质量等产生消极影响，并有增加看护的需求。对于晚期骨质疏松症患者，咳嗽可导致肋骨骨折，进一步阻碍痰液清除，并增加慢阻肺急性加重风险。髋部骨折与死亡率相关，使慢阻肺患者死亡风险进一步增加。骨质疏松症的出现常与患者肺气肿、低体重指数和低去脂体重有关。骨密度检查有助于诊断骨质疏松。

焦虑与抑郁症

焦虑与抑郁症也是慢阻肺重要的合并症，与不良预后、较小年龄、女性、吸烟、低 FEV_1、咳嗽、较差的生活质量，以及既往心血管疾病病史有关。抑郁症在慢阻肺患者中常被忽视，导致治疗不足。吸烟可能增加慢阻肺合并抑郁症的风险。一些治疗慢阻肺的常见抗生素类和激素类药物也可能加重抑郁症。

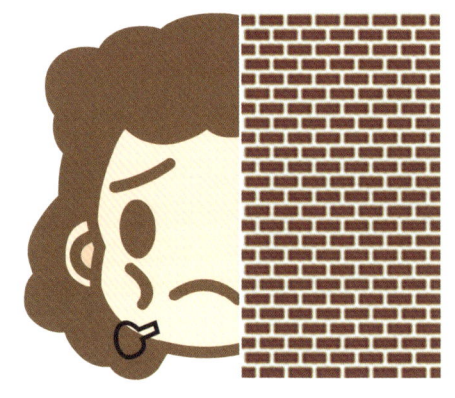

原发性肺癌

原发性肺癌是我国最常见的恶性肿瘤之一，是我国癌症死亡的首要原因。大量证据表明慢阻肺和原发性肺癌之间存在联系：①吸烟是慢阻肺与原发性肺癌的共同危险因素；②肺气肿、气流受限均与原发性肺癌有较强的关联（肺气肿的关联更强），而同时有肺气肿和气流受限这两种特点的患者风险最大。高龄和大量吸烟史进一步增大了原发性肺癌风险。因此，对于慢阻肺患者，预防原发性肺癌最好的措施就是戒烟。很多原发性肺癌患者在发现时已经是晚期，对于慢阻肺患者而言，定期进行低剂量CT原发性肺癌筛查有利于早期发现原发性肺癌，提高治愈率。

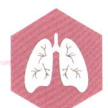

胃食管反流

胃食管反流（gastroesophageal reflux disease，GERD）指胃、十二指肠内容物反流至食管引起的不适症状和（或）组织学改变，包括反流性食管炎（reflux esophagitis，ER）和 Barrett 食管。GERD 是一种较为常见的上消化道疾病，临床表现可分为食管内症状（反酸、胃灼热等）和食管外症状，食管外症状可表现为咳嗽及咽喉症状，被认为与呼吸系统疾病有关。许多学者报道了慢阻肺与 GERD 的相关性，发现 GERD 是慢阻肺急性加重的独立危险因素，与较差的健康状态有关。

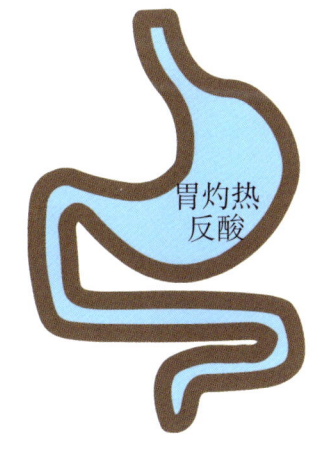

支气管扩张

研究表明，慢阻肺患者支气管扩张的发生率平均为 54.5%。慢阻肺合并支气管扩张患者的影像学检查显示，支气管扩张多为轻度，重度支气管扩张者少见；多为柱状扩张，囊状扩张少见。合并支气管扩张的慢阻肺患者与无支气管扩张表现的患者相比，每日咳痰量增加，急性加重更加频繁，肺功能提示气道阻塞程度更严重，且炎症水平更高，潜在病原菌定植率更高，病原学检查最常见铜绿假单胞菌。慢阻肺合并支气管扩张的患者急性加重时间延长、死亡率增加，因此应早期诊断治疗。

阻塞性睡眠呼吸暂停低通气综合征

阻塞性睡眠呼吸暂停低通气综合征（obstructive sleep apnea，OSA）是一种以反复上气道塌陷为特点的睡眠障碍疾病。慢阻肺和OSA重叠患者与单纯OSA无慢阻肺患者相比，睡眠时血氧下降出现得更频繁，并且出现低氧血症和高碳酸血症的总睡眠时间更长。慢阻肺和OSA重叠患者发生呼吸暂停时，会出现更严重的低氧血症和更频繁的心律失常。此外，与单纯OSA患者或慢阻肺患者相比，OSA与慢阻肺重叠患者更易发展为日间肺动脉高压。

第二章 诊断篇

慢阻肺的病情评估

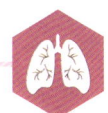

详细的病情评估非常有助于指导个体化用药。因此,需要密切配合医生的病情评估。稳定期慢阻肺患者的病情评估主要围绕4个方面,即肺功能、症状、急性加重风险和慢性合并症。此外,血嗜酸性粒细胞计数也常用于慢阻肺患者的病情评估。

肺功能评估

应用气流受限的程度进行评估,即以FEV_1占预计值百分比为标准分为4级。

慢阻肺气流受限严重程度的肺功能分级(基于支气管扩张剂后FEV_1)

肺功能分级	气流受限程度	FEV_1占预计值
GOLD 1 级	轻度	≥80%
GOLD 2 级	中度	50%～79%
GOLD 3 级	重度	30%～49%
GOLD 4 级	极重度	<30%

注:GOLD,慢性阻塞性肺疾病全球倡议;FEV_1,第1秒用力呼气容积。

症状评估

通过简单的评分进行症状的量化评估,常用的评分有改良版英国医学研究委员会呼吸困难量表(modified british medical research council dyspnea scale,mMRC)评分和慢阻肺患者自我评估测试(COPD Assessment Test,CAT)。症状评分较高者(mMRC ≥ 2 分或 CAT ≥ 10 分)提示症状较多,需要重点使用改善症状的药物。

急性加重风险评估

过去 1 年发生 ≥ 2 次的中度急性加重(需要使用抗生素或口服/静脉使用糖皮质激素),或者过去 1 年发生过 1 次或以上需要住院或急诊就诊的急性加重,这类患者为高风险组;反之为低风险组。

慢性合并症评估

慢性合并症对慢阻肺患者的死亡率和住院率有独立的影响作用,应进行常规检查,并给予合理的针对性治疗。

第三章
治疗篇

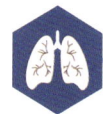

维持治疗的必要性

规范的维持治疗可以缓解慢阻肺患者症状，减少急性加重。长远来看，可以改善患者的生活质量，降低病死率。因此，坚持规范的维持治疗非常重要。

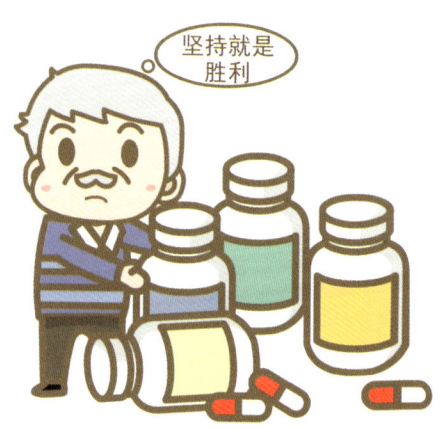

治疗慢阻肺的常用药物

慢阻肺的常用药物包括吸入用药和口服用药。按照目前国内外指南的推荐，应以吸入药物为主。吸入用药的常用成分有：支气管舒张剂、吸入糖皮质激素、抗胆碱能药物。口服药物包括：茶碱类、磷酸二酯酶-4（phosphodiesterase-4，PDE-4）抑制剂、抗氧化/黏液溶解剂、中成药。

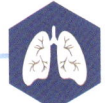

口服用药

①茶碱类，包括：茶碱、氨茶碱。②磷酸二酯酶-4（PDE-4）抑制剂。③抗氧化/黏液溶解剂。④中成药。

吸入用药

短效支气管舒张剂

沙丁胺醇、异丙托溴铵、复方异丙托溴铵（沙丁胺醇+异丙托溴铵）、特布他林等。

| 沙丁胺醇 | 异丙托溴铵 | 复方异丙托溴铵（沙丁胺醇+异丙托溴铵） | 特布他林 |

长效抗胆碱能药物

药名一般有"溴铵"二字。常用的药物有：噻托溴铵、格隆溴铵、乌美溴铵等。

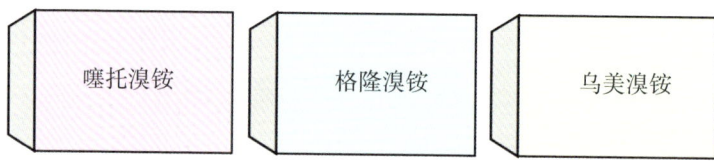

长效 $β_2$ 受体激动剂

药名一般有"特罗"二字。常用的药物有：福莫特罗、茚达特罗、沙美特罗、奥达特罗、维兰特罗，常与吸入糖皮质激素和（或）长效抗胆碱能药物组成复方制剂（二联或三联）。

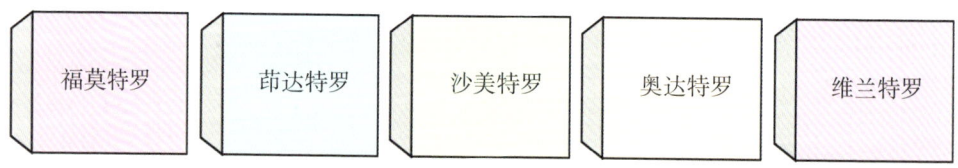

吸入性糖皮质激素

吸入性糖皮质激素是目前控制气道炎症最有效的药物，可供选择的药物有丙酸倍氯米松、布地奈德和氟替卡松，以定量气雾剂、干粉剂或溶液吸入。

复方吸入剂

①吸入糖皮质激素不能单独用于慢阻肺维持治疗，一般与长效支气管舒张剂组合成复方制剂。含有吸入糖皮质激素的二联吸入制剂有：福莫特罗/布地奈德、沙美特罗/丙酸氟替卡松、福莫特罗/倍氯米松、维兰特罗/氟替卡松等。含有吸入糖皮质激素的三联吸入制剂有：布地奈德/福莫特罗/格隆溴铵（布地格福）、糠酸氟替卡松/维兰特罗/乌美溴铵（氟替美维）、丙酸倍氯米松/福莫特罗/格隆溴铵（倍氯福格）。

②两种支气管舒张剂联合，常用的药物有：茚达特罗/格隆溴铵、维兰特罗/乌美溴铵、奥达特罗/噻托溴铵等。

吸入用药的优势

肺部吸入制剂是指药物以特殊装置给药,吸入剂装置主要有加压定量吸入器(pressurized metered dose inhaler,pMDI)、干粉吸入器(dry powder inhaler,DPI)、软雾吸入器(soft mist inhaler,SMI)、雾化吸入器(nebulizer)等。针对慢阻肺等呼吸系统疾病而言,吸入用药是治疗的首选方式,药物经呼吸道深部、腔道、黏膜等发挥全身或局部作用,吸入药物的目的是降低气道炎症,改善气流受限的症状。与口服和静脉给药等方式相比,吸入药物直接作用于肺部,具有起效迅速、疗效佳、安全性好的优势,具有全身用药(口服、静脉滴注用药)不可替代的临床地位。

不会产生肠道降解作用和肝脏首过效应

口服药物经过肠腔、肠壁或肝脏代谢后进入大循环的药量减少,称为首过效应,又称首过代谢。涉及首过效应的部位主要有肠腔、肠壁和肝脏。肠腔内的消化液、消化酶,甚至肠道菌丛产生的酶,均可使某些药物失活。吸入药物不经过胃肠道,在肺内直接吸收,而肺部的生物代谢酶分布集中，生物活性低，蛋白质的水解较少，使得蛋白质和多肽易通过肺泡表面被快速吸收，而且保持其生物活性，所以生物利用度较高。

肺部的特殊生理结构决定了其给药途径的特点和优势。肺部表面积大，毛细血管网丰富，而且肺泡上皮细胞层薄，使得肺部给药起效快（5分钟内可起效），与传统口服和静脉滴注给药相比，无须经过血液循环，可直接在肺内起效。

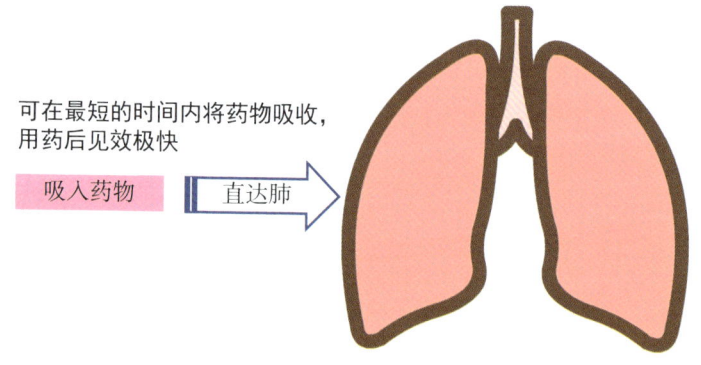

使用方便

吸入给药可以避免注射给药的创伤，避免婴幼儿口服吞咽不便及昏迷患者不能口服等困难；吸入给药刺激性小，方便携带和使用，对于稳定期患者，预装药物的便携式吸入装置更方便其在院外应用，治疗依从性比较高，尤其适合长时间治疗的患者。对于住院的急性加重期患者，雾化吸入治疗是主要方法，在氧气驱动的雾化吸入治疗期间，患者可以同时得到氧疗，且可进行较大药量的治疗。同时，雾化治疗还可以稀释痰液，促进痰液排出，缓解气喘症状。雾化吸入给药对于一部分年老体弱、吸气流速较低、疾病程度较重、干粉吸入存在困难的患者而言，可能是更佳选择。

局部用药，用药剂量降低

长期口服给药，药物被全身吸收，可引起许多不良反应，如对消化系统、循环系统、神经系统的影响，尤其是激素，长期口服或静脉使用不良反应较大。吸入药物剂量比口服剂量小，药物吸收入血后在全身各组织的分布少，减少了全身用药可能产生的不良反应。而局部作用药物的肺部给药剂量明显降低，不良反应小，具有较高的安全性。

综上，吸入给药具有覆盖吸收表面积大、药物用量少、起效迅速、避免肝首过效应、无扎针痛苦、全身不良反应小及使用方便等优点。

吸入给药与口服、静脉滴注给药的特性比较表

特性	吸入给药	口服给药	静脉滴注给药
使用方便性	方便	方便	不便
起效速度	快	慢	快
生物利用度	高	低	高
药物剂量	低	高	高
不良反应	少见，多为局部	较吸入给药常见	较吸入给药常见

规范使用药物吸入装置的注意事项

正确吸入，确保疗效

慢阻肺常见药物治疗的方式：将气雾或粉剂类药物通过吸入装置经口或鼻吸入呼吸道，来治疗慢阻肺。如果患者没有正确掌握吸入用药的方法，将会导致治疗效果不佳。因此，学会准确使用吸入器，是治疗慢阻肺的第一步。

常见药物装置

（1）常见压力定量气雾剂装置：定量气雾吸入器、软雾吸入器。

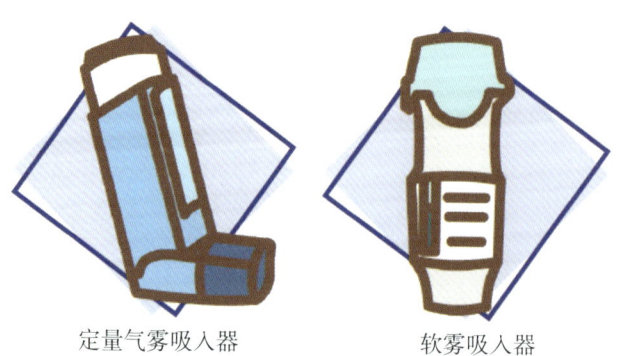

定量气雾吸入器　　　　软雾吸入器

第三章　治疗篇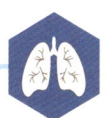

（2）常用干粉计数吸入装置：准纳器、都保、吸乐、比斯海乐。

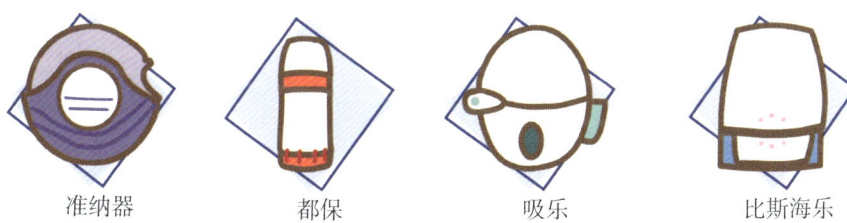

准纳器　　　都保　　　吸乐　　　比斯海乐

（3）雾化吸入装置：喷射雾化器、超声雾化器、振动筛孔雾化器。

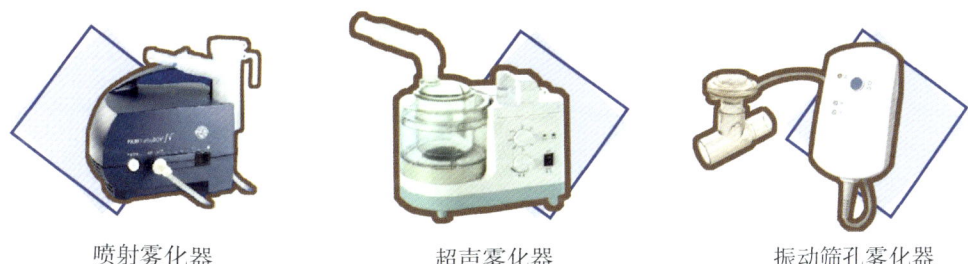

喷射雾化器　　　超声雾化器　　　振动筛孔雾化器

常用药物装置的使用方法

吸入用药主要分为3个步骤：药物装备、吸药、屏气。

常规压力定量气雾装置使用

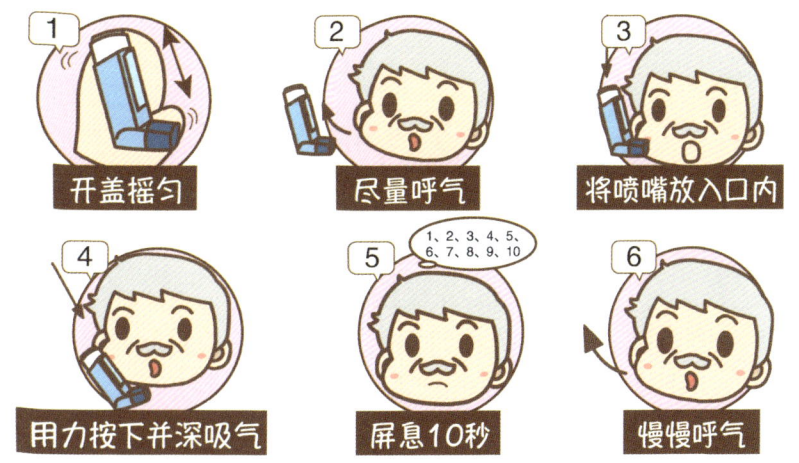

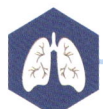 慢性阻塞性肺疾病 管理手册

▌准纳器®吸入装置使用

打开：用一手握住外壳，另一手的大拇指放在拇指柄上，向外推动拇指直至完全打开。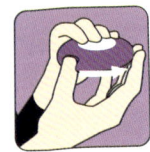

推开：握住准纳器®的吸嘴对着自己，水平向外推动滑动杆，直至发出"咔嗒"声，表明准纳器®已做好吸药的准备。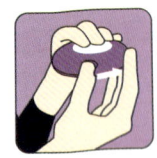

吸入：尽量呼出气后，将吸嘴放入口中，从准纳器®深深地平稳地吸入药物。然后将准纳器®从口中拿出，继续屏气约10秒，关闭准纳器®。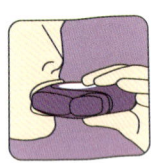

▌能倍乐吸入装置的使用

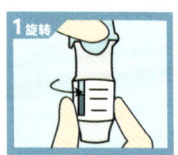 旋转：将透明底座按照标签红色箭头指示方向旋转半周，直至听到"咔嗒"声。

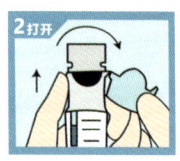 打开：完全打开防尘帽。

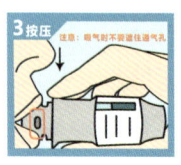 按压：先缓慢呼出一口气，然后含住口含器，按压给药按钮并缓慢尽可能长时间地吸气，然后屏住呼吸10秒或更长的时间。

第三章　治疗篇

温馨提示 在吸入药物时，年老患者站立不便可不用起立；无法完成吸入药物动作时，可以使用储雾罐帮助。

■ 都保®吸入装置的使用

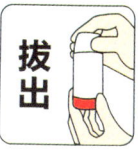

（1）旋转并拔出瓶盖，确保红色旋柄在下方。

（2）竖直拿着都保®。

（3）握住底部红色部分和中间部分，向某一方旋转到底，再向反方向旋转到底，即完成一次装药。

（4）在此过程中，您会听到一次"咔嗒"声。

（5）先呼气（不可对着吸嘴呼气）。

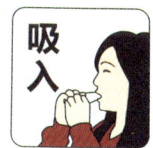

（6）将吸嘴置于齿间，用双唇包住吸嘴用力且深长地吸气。

（7）然后将吸嘴从嘴部移开，继续屏气5秒后恢复正常呼吸。

■ 雾化吸入装置的使用

雾化吸入疗法是呼吸系统相关疾病的重要治疗手段，通过雾化装置把液体药物转化成吸入的药雾颗粒。雾化药物直达肺部，起效迅速，疗效佳，全身不良反应少，不需要患者刻意配合。请根据临床医生推荐购买合适类型的雾化器，并学习正确使用。

温馨提示 使用氧气驱动的雾化器，氧气流量需要保持在6～8分钟/升，慢阻肺患者使用容易引起二氧化碳潴留，导致呼吸抑制，应谨慎使用。

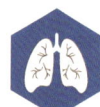

慢性阻塞性肺疾病 管理手册

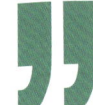

雾化装置的使用注意事项

* 雾化装置专人专用，注意清洁消毒

* 使用前后注意洗手，避免药物污染

* 雾化治疗前清洁口腔，雾化后漱口洗脸防止药物残留

* 雾化吸入时慢而深的呼吸有利于药物在肺部沉积

* 允许分次吸气

* 减少药物在口腔沉积

　　* 增加药物在小气道沉积

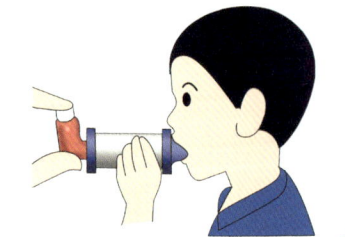

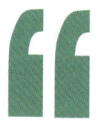

第三章 治疗篇

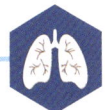

稳定期的治疗与管理

慢阻肺的管理与治疗是一个长期、持续、动态的过程。稳定期慢阻肺管理的目标是减轻当前症状,包括缓解症状、改善运动耐力和改善健康状况,预防疾病进展,预防和治疗急性加重,降低病死率。稳定期的管理策略主要基于症状和未来加重风险评估,包括药物和非药物干预。其中,非药物干预包括预防急性加重措施和肺康复治疗。

📖 稳定期慢阻肺的管理流程

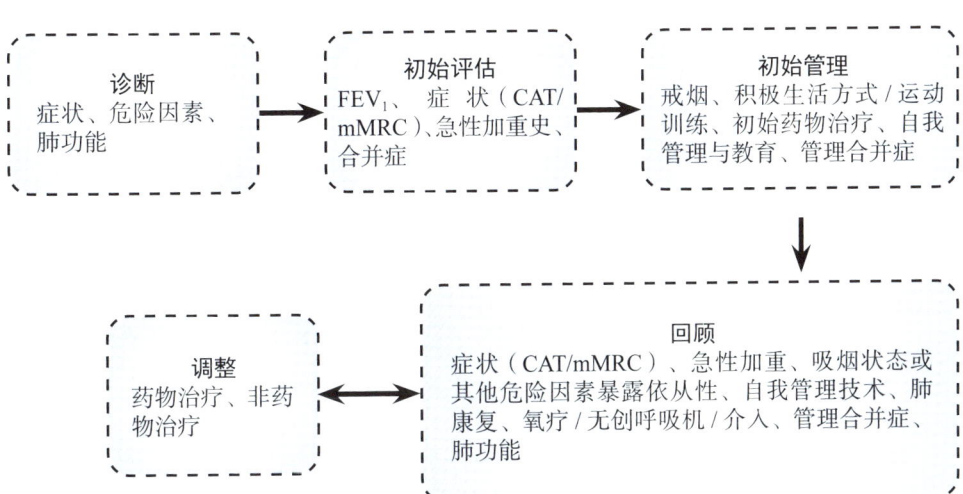

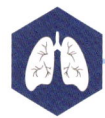

慢性阻塞性肺疾病 管理手册

慢性阻塞性肺疾病全球倡议（Global Initiative for Chronic Obstructive Lung Disease，GOLD）纳入了完整的慢阻肺管理流程图，包括初始评估、初始管理、随访评估和随访治疗调整，提升了指南的临床可用性。这些管理建议结合了随机对照试验证据和专家的临床经验，用以支持临床决策。

稳定期慢阻肺起始药物治疗和随访期药物治疗

慢阻肺一旦确诊，经过初始评估，应及早进行药物治疗，药物治疗可减轻症状，减少急性加重发生频率和降低严重程度，改善患者健康状况和运动耐力。每种药物治疗方案均应根据症状的严重程度、急性加重的风险、不良反应、合并症、药物的可用性和成本，以及患者的反应、偏好和使用各种药物递送装置的情况进行个体化指导。

慢阻肺药物治疗是长期维持、动态调整的过程，在起始用药治疗后定期评估治疗效果并调整，包括吸入药物装置的使用、吸入技术的掌握和治疗药物的选择。如起始方案合适则维持原治疗方案，如起始治疗不合适则及时调整。

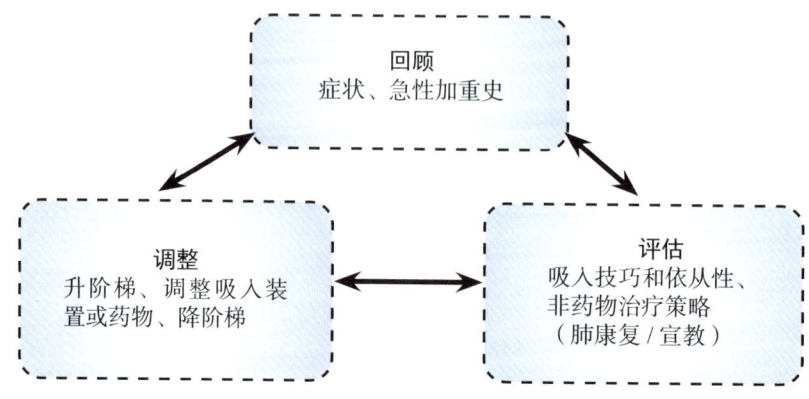

第三章 治疗篇

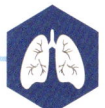

▌支气管舒张剂

支气管舒张剂是慢阻肺的基础一线治疗药物，通过松弛气道平滑肌扩张支气管，改善气流受限，从而减轻慢阻肺的症状，包括缓解气促、增加运动耐力、改善肺功能和降低急性加重风险。与口服药物相比，吸入制剂的疗效和安全性更优，因此多首选吸入治疗。主要的支气管舒张剂有β2受体激动剂、抗胆碱能药物及甲基黄嘌呤类药物，可根据药物作用及患者的治疗反应选用。联合应用不同作用机制及作用时间的药物可以增强支气管舒张作用，更好地改善患者的肺功能与健康状况，通常不增加不良反应。

▌吸入性糖皮质激素

慢阻肺稳定期长期单一应用吸入性糖皮质激素（Inhaled corticosteroids，ICS）治疗并不能阻止FEV_1的降低趋势，对病死率亦无明显改善；因此不推荐对稳定期慢阻肺患者使用单一ICS治疗。在使用1或2种长效支气管舒张剂的基础上可以考虑联合ICS治疗。

有研究发现，在慢阻肺治疗的真实临床实践中，长效β受体激动剂（long-acting beta-agonist，LABA）/长效抗胆碱能药物（long-acting muscarinic antagonist，LAMA）在预防慢阻肺急性加重方面似乎与ICS/LABA同样有效。

▌联合治疗

不同作用机制的支气管舒张剂联合治疗优于单一支气管舒张剂治疗。短效β受体激动剂联合短效抗胆碱能药物对肺功能和症状的改善优于单药治疗。LABA和LAMA联合治疗也可更好地改善肺功能和症状，降低疾病进展风险等。目前已有多种 LABA 和 LAMA 联合制剂，如福莫特罗/格隆溴铵、奥达特罗/噻托溴铵、维兰特罗/乌镁溴铵、茚达特罗/格隆溴铵。研究结果显示，与单药治疗比较，联合治疗能显著改善患者肺功能，减少急性加重，也能改善呼吸困难症状及健康状况，提高生活质量。

▎黏液溶解剂和抗氧化剂

慢性支气管炎或慢阻肺患者可能会出现反复加重的症状，如痰量增加或脓性痰，或二者兼有，改善咳痰可能减轻慢阻肺加重程度。研究发现，使用黏液溶解剂治疗慢性支气管炎或慢阻肺的患者，可使急性加重的可能性（每月致残天数和住院天数）略有降低，且并未增加不良事件。抗氧化剂在慢阻肺治疗中的作用受到越来越多关注，研究发现其在预防慢阻肺急性加重方面具有积极作用。除厄多司坦外，慢阻肺常用的黏液溶解剂还有 N-乙酰半胱氨酸和羧甲司坦。

稳定期慢阻肺非药物治疗

随访时应根据患者的治疗目标进行非药物治疗措施的评估与调整，GOLD 2020 加入了非药物治疗随访措施调整。

▎戒烟及健康教育

吸烟是引起慢阻肺发病最常见的原因，戒烟是影响慢阻肺自然病程最有力的干预措施。戒烟是贯彻慢阻肺管理全过程的关键，与药物治疗同样重要。研究显示，对于非慢阻肺重度吸烟者（＞10 包/年）或慢阻肺早期患者，戒烟可以阻止疾病的发生或延缓疾病的进展，在一定程度上可

第三章 治疗篇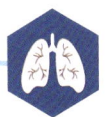

GOLD 2020 加入了非药物治疗随访措施调整

1. 如果初始治疗的疗效是令人满意的，那么维持原治疗并给予以下措施：
◆ 根据指南每年接种流感疫苗和接种其他推荐的疫苗
◆ 自我管理教育
◆ 评估戒烟（如适用）和环境暴露等行为危险因素
◆ 保持锻炼项目和体育活动
◆ 充分的睡眠和健康饮食
2. 如果初始治疗的疗效不佳，那么考虑针对主要的可治疗特征

呼吸困难	急性加重
※ 包含以下项目的整合式自我管理教育（书面行动计划）： ◆ 肺康复项目和（或）肺康复后维持锻炼项目 ◆ 气促和省力技巧，以及应激管理策略	※ 关于以下几个方面的个体化的自我管理教育（书面行动计划）： ◆ 避免急性加重诱发因素 ◆ 如何监测/管理症状的恶化 ◆ 在发生急性加重时获取医学专业帮助的联系方式
所有晚期慢阻肺应考虑给予终末期舒缓治疗以达到最佳的症状控制，并使患者及其家属知晓可选的诊治方式	

恢复肺功能。与戒烟相比，逐渐减少吸烟的数量效果并不佳，且对于慢阻肺患者，戒烟虽不能使疾病逆转，但可以显著减缓肺功能下降。药物治疗和尼古丁替代疗法确实可以提高长期戒烟率，而电子烟作为戒烟辅助手段的有效性和安全性尚不确定，GOLD 2020 新增电子烟相关肺损伤，包括急性嗜酸性粒细胞性肺炎、弥漫性肺泡损伤、机化性肺炎和类脂性肺炎。

肺康复

肺康复可显著提高稳定期慢阻肺患者的运动耐量，改善症状，提高生活质量。肺康复能够增加患者体力活动，最简单有效的方法就是步行训练，目前有证据支持的肺康复运动还包括打太极拳、平板跑步或踩单车运动。肺康复还可改善慢阻肺患者的焦虑、抑郁症状。

吸入装置使用方法评估

吸入装置的正确使用对促进有效的肺部药物沉积至关重要，与药物治疗效果密切相关。目前，常用吸入药物的吸入装置各异，使用单一装置错误率最低，随着使用装置种类的增加，使用不当越来越常见。最常见的错误是未能做到：①完全呼气；②屏气10秒；③缓慢深吸；④吸入后呼气；⑤（部分装置）使用前摇匀吸入器。持续对患者进行操作纠正和评估，并考虑使用更友好的替代设备减少错误很有必要。

营养支持和补充抗氧化剂

营养支持可有效帮助肺康复。研究显示对中度慢阻肺伴肌肉萎缩的患者进行营养干预，虽然不能加大长期运动训练对体能的影响，但可改善患者体内营养物质水平、总体重、运动能力和一般健康状况。慢阻肺患者的骨骼肌功能障碍不能通过运动训练完全逆转，抗氧化剂对肌肉的自我平衡和适应训练至关重要，在肺康复过程中具有潜在的积极作用。

氧疗

长期氧疗可提高严重静息慢性低氧血症患者的生存率。稳定期慢阻肺、静息或运动引起的中度去饱和，不应常规进行长期氧疗。但是，在评估患者对补充氧气的需求时，必须考虑患者的个体因素，有严重慢性高碳酸血症和急性呼吸衰竭住院史的患者，长期无创通气可降低死亡率并防止再次住院。约47%的慢阻肺患者在步行运动试验中出现血氧饱和度低于90%，不能耐受高强度训练，从而限制了运动效果，虽然补充氧气可以改善氧饱和度,但其对运动训练的影响尚不清楚,但可以促进活动中呼吸困难的缓解。

介入治疗

对于某些晚期难治性肺气肿患者,最佳治疗可能是外科手术或支气管镜介入治疗,需要寻找创伤较小的方法改善重度肺气肿患者的健康状况。支气管活瓣系统(spiration valve system,SVS)在充分内科治疗的基础上,可以减轻肺不均匀气体分布,显著改善FEV_1、肺泡过度充气、肺总量、呼吸困难和生活质量,安全性好,最常见的不良事件是严重气胸。

急性加重期的治疗与管理

慢阻肺急性加重可由多种因素引起，最常见的原因是呼吸道感染。慢阻肺急性加重具有异质性，常伴有气道炎症加重、黏液高分泌、气体陷闭，临床症状包括呼吸困难、痰量增多、脓性痰、咳嗽、喘息等。在慢阻肺的管理中要关注急性加重，需要全面考虑慢阻肺急性加重的鉴别诊断、诱发因素、生物标志物指导的抗生素和激素治疗。

可根据需要的额外治疗药物及治疗措施对急性加重进行分级。仅使用短效支气管扩张药治疗为轻度，用短效支气管扩张药加抗生素和（或）口服皮质类固醇治疗为中度，患者需要住院或急诊就诊为重度。严重急性加重也可能与急性呼吸衰竭有关。

根据慢阻肺急性加重和基础疾病的严重程度，判断患者是否需要住院治疗。80%的慢阻肺急性加重患者可在门诊给予支气管舒张剂、激素和抗生素治疗。需要住院的患者按严重程度可分为3类，包括无呼吸衰竭、急性呼吸衰竭尚未危及生命、急性呼吸衰竭危及生命。

慢阻肺急性加重期根据症状严重程度、合并症情况，采用综合干预措施。包括以下几个方面。

第三章 治疗篇

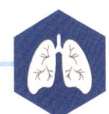

（1）支气管舒张剂：单用短效 β₂ 受体激动剂，联用或不联用短效抗胆碱能药物，推荐为急性加重的初始治疗，缓解加重期症状。长效支气管舒张剂的维持治疗应在出院前尽快开始。

（2）系统性糖皮质激素：全身性糖皮质激素可改善肺功能和氧合作用，并缩短恢复时间和住院天数，治疗天数不应超过 5～7 天。

（3）抗感染治疗：抗生素治疗可以缩短恢复时间，降低早期复发、治疗失败和住院天数增加的风险，治疗天数应为 5～7 天。

（4）呼吸机辅助通气：无创机械通气是慢阻肺急性呼吸衰竭患者的首选通气方式，可以改善气体交换，减少呼吸功和插管，缩短住院天数，提高生存率，无绝对禁忌证。

（5）其他：在对急性加重患者进行随访时，应采取适当措施预防急性加重再次发生。

减少慢阻肺急性加重的综合干预措施

分类	干预措施
支气管扩张剂	LABA、LAMA、LABA+LAMA
包括激素的治疗方案	LABA+ICS、LABA+LAMA+ICS
抗感染治疗（无激素）	罗氟司特
抗感染治疗	疫苗、头孢霉素、长效大环内酯类抗生素等
黏液调节	N-乙酰半胱氨酸、羧甲基半胱氨酸
其他	戒烟、肺康复、肺减容术、补充维生素 D

当临床怀疑有下列急性症状时，请考虑以下检查。

（1）肺炎：X线胸片、评估C反应蛋白和（或）降钙素原。

（2）气胸：X线胸片或超声。

（3）肺栓塞：D-二聚体和下肢多普勒超声、胸部造影-肺动脉栓塞方案。

（4）心脏相关疾病引起的肺水肿：心电图和心脏超声、心肌酶。

（5）心律失常（心房颤动/心房扑动）：心电图。

第三章 治疗篇

转诊与出院

处于慢阻肺急性加重早期、病情较轻的患者可以在基层医疗卫生机构治疗,但需留意病情变化,一旦治疗效果不佳,症状进一步加重,需要及时转送二级及以上医院诊治。当患者出现以下情况,建议向综合医院呼吸专科转诊。

紧急转诊

当慢阻肺患者出现中重度急性加重,经过紧急处理后症状无明显缓解,需要住院或行机械通气治疗时,应考虑紧急转诊。

入住监护病房指征

(1)对初始急诊治疗反应差的严重呼吸困难。

(2)意识状态改变,包括意识模糊、昏睡、昏迷。

(3)持续性低氧血症(动脉血氧分压 < 40 mmHg)或进行性加重,和(或)严重或进行性加重的呼吸性酸中毒(pH < 7.25),氧疗或无创通气治疗无效。

(4)需要有创机械通气治疗。

(5)血流动力学不稳定,需要使用升压药。

普通病房住院指征

（1）症状显著加剧，如突然出现的静息状态下呼吸困难。

（2）重度慢阻肺。

（3）出现新的体征或原有体征加重（如发绀、神志改变、外周水肿）。

（4）有严重的合并症（如心力衰竭或新出现的心律失常）。

（5）初始药物治疗急性加重失败。

（6）高龄患者。

（7）诊断不明确。

（8）院外治疗无效或医疗条件差。

普通转诊

（1）因确诊、随访需求或条件所限，需要做肺功能等检查。

（2）经过规范化治疗症状控制不理想，仍有频繁急性加重。

（3）为评价慢阻肺合并症或并发症，需要做进一步检查或治疗。

出院标准

尚无统一的慢阻肺急性加重住院治疗患者出院标准，出院时间因人而异。但有一些共同的条件，具体如下。

（1）急性加重的症状缓解，恢复到急性加重前状态。

（2）排除引起急性加重的诱因。

（3）急性加重的合并症（如心力衰竭或心律失常）得到治疗。

（4）不需要气管插管有创呼吸机辅助通气。

（5）恢复稳定期治疗方案并能够维持。

第三章 治疗篇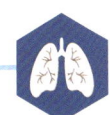

长期随访

慢阻肺患者的长期随访追踪有利于准确、及时了解病情变化,建议慢阻肺患者坚持长期服药的同时,定期每3～6个月进行病情评估,有利于及时调整治疗方案,控制病情,减少急性加重,降低疾病死亡率。

第1步 建立疾病档案

建议携带近1年诊疗病历资料到当地医院的呼吸科门诊建立完善的个人疾病档案,其内容主要包括以下几个方面。

(1)个人基本信息(性别、年龄、身高、体重等)。

(2)生活方式(膳食、体力活动、吸烟、职业暴露等)。

(3)慢阻肺病史、家族史、急性加重史。

(4)检查观察指标(肺功能、胸部影像学检查、心脏检查)。

(5)目前合并症、药物使用情况。

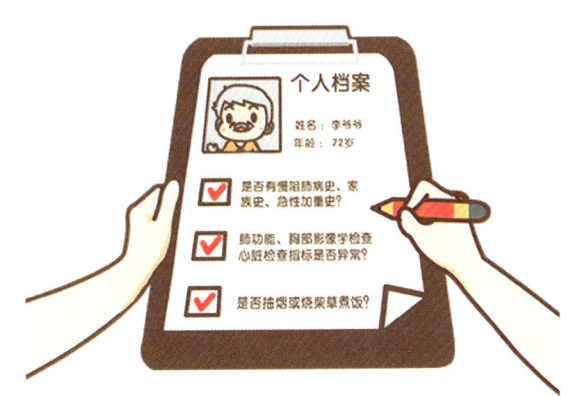

第2步 定期随访

当您建立了完善的个人档案后需要定期进行慢阻肺综合病情评估和随访,主要内容如下。

评估症状

主要通过填写相关量表(CAT评分表)评估呼吸困难严重程度、症状。在专业医务人员的指导下认真完成病情评估表,问卷问题需要根据实际情况如实回答,得出符合真实病情的评分。

(1)CAT评分表

CAT(COPD Assessment Test,CAT)评分表是全球慢阻肺指南推荐的用于评价慢阻肺患者症状控制的简单测试问卷。CAT表有8个问题,涵盖了症状、活动能力、心理、睡眠和社会影响等方面问题,每道问题分数为0~5分,总分为0~40分,分数越高则表示疾病越严重。

CAT评分表的分数与病情相关,您需要根据实际情况对咳嗽、咳痰、胸闷、睡眠、精力情况,以及疾病对生活影响等方面的问题进行评分。医生通过CAT表的分数结果可以了解病情对您生活的影响,进而选择采取相应措施使您达到最佳的健康状况。

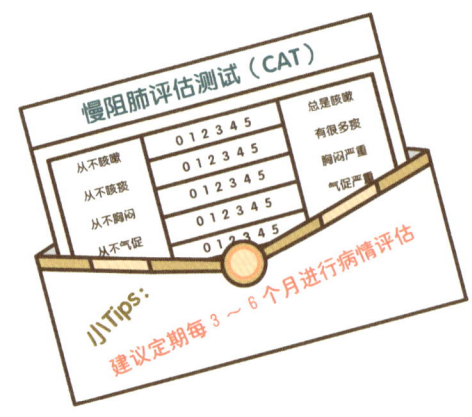

小Tips:
建议定期每3~6个月进行病情评估

第三章 治疗篇

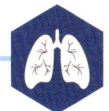

（2）CAT 评分表不同分值代表的意义

CAT 评分 < 10 分：疾病影响轻微，大部分时间正常，在运动或体力活动时可出现气促。

CAT 评分 10～20 分：疾病影响中等，该疾病已经成为困扰患者最严重的问题之一。

CAT 评分 21～30 分：疾病影响严重，已不能从事大部分活动，做每件事都很费力。

CAT 评分 > 30 分：疾病影响非常严重，已不能从事任何活动，生活困难。

CAT 评分表

从不咳嗽	0	1	2	3	4	5	总是咳嗽
一点痰也没有	0	1	2	3	4	5	有很多痰
没有任何胸闷的感觉	0	1	2	3	4	5	胸闷很严重
爬坡或爬一层楼没有感到气喘	0	1	2	3	4	5	爬坡或爬一层楼气喘非常严重
在家里的活动不受肺病影响	0	1	2	3	4	5	在家里的活动很受肺病影响
尽管有肺病，还是很有信心外出	0	1	2	3	4	5	由于肺病，没有一点信心外出
睡眠质量非常好	0	1	2	3	4	5	睡眠质量非常不好
精力旺盛	0	1	2	3	4	5	一点精力也没有

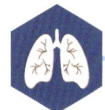
慢性阻塞性肺疾病 管理手册

▌其他评估

生活方式：吸烟、饮酒、运动等生活方式的变化及康复训练的情况等。

记录服药情况：吸入、口服、雾化。

定期进行检查：测量体重、心率、胸围，查血常规、心电图以早期发现贫血、肺心病等合并症；在病情平稳的情况下至少每年进行一次肺功能和胸部影像学复查以评估治疗及康复锻炼的效果。

急性加重风险评估（出现以下情况之一可被视为急性加重高风险）：①过去一年发生2次或以上的中度或重度急性加重；②过去一年发生1次或以上需要住院的急性加重。

第3步 随访评估

当您完成随访评估后，将会获得本次随访的病情评估报告。报告内容客观反映您病情变化的情况，以及病情管理的建议。您在就诊时可以提供随访报告给医生参考，以便医生快速、全面了解您的病情。

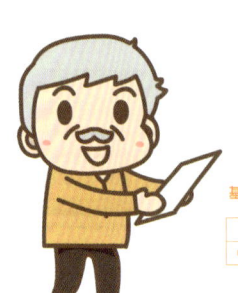
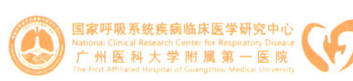
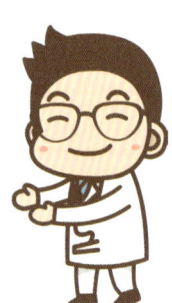

第三章 治疗篇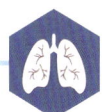

慢阻肺常见合并症的治疗

心血管疾病

不管是否存在慢阻肺,心血管疾病都应该依据指南治疗。患者在医嘱治疗的同时,应积极控制吸烟、饮酒量,避免受凉,以及高血压、高血脂、糖尿病等危险因素。心力衰竭患者推荐使用选择性 β_1 受体阻断剂治疗,以改善生活质量。在常规治疗基础上应用无创通气,可改善因慢阻肺急性加重导致的高碳酸血症呼吸衰竭,以及心力衰竭急性肺水肿患者的预后。现有证据显示,治疗慢阻肺常用的长效 β_2 受体激动剂(福莫特罗、沙美特罗、奥达特罗、维兰特罗等)、抗胆碱能药物(噻托溴铵、乌美溴铵等)和吸入糖皮质激素药物(布地奈德、倍氯米松、氟替卡松等),对于心律失常患者的总体安全性尚可。但在使用短效 β_2 受体激动剂(沙丁胺醇、特布他林等)和茶碱时,仍需谨慎,因为它们可能诱发房颤,不利于控制心室率。

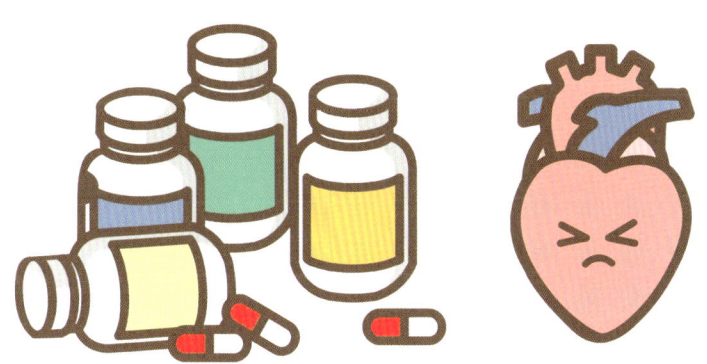

肺源性心脏病

持续低流量吸氧，必要时给予无创呼吸机辅助通气，吸入性支气管扩张剂，吸入性糖皮质激素，以及祛痰、解痉平喘、纠正酸碱失衡、调节电解质紊乱、避免消化道出血等治疗。对出现痰量增加且变浓、呼吸困难加重或心力衰竭的患者，给予机械通气联合抗感染治疗。对常规临床治疗无法满足要求或严重心力衰竭患者，可适当选用利尿药。

哮喘

哮喘慢阻肺重叠综合征的治疗应达到短期效益（疾病控制）及中期目标和长期目标（减少发作、降低加速肺功能丧失或死亡的风险）。以药物治疗为主，但戒烟、适当的营养、规律的体力活动、评估和治疗合并症和接种疫苗等也应该受到重视。

支气管扩张

支气管扩张应按照常规指南治疗。部分合并支气管扩张的慢阻肺患者可能需要作用更强、持续时间更长的抗生素治疗。吸入性糖皮质激素可能不适用于有细菌定植或反复下呼吸道感染的患者。

第三章　治疗篇

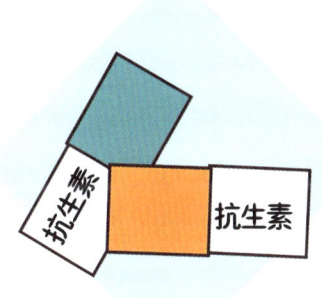

📖 骨质疏松症

骨质疏松症和慢阻肺应该按照各自指南进行治疗。全身性应用（口服或静脉注射）糖皮质激素可以显著增加骨质疏松症的风险，如果可能，在慢阻肺急性加重时，应尽量避免反复全身性应用糖皮质激素。

📖 代谢综合征和糖尿病

代谢综合征和糖尿病患者在急性应激时，容易出现代谢紊乱，使病情迅速恶化，因此应按实际需要使用胰岛素治疗以度过急性期，待急性期并发症缓解后再调整糖尿病治疗方案。

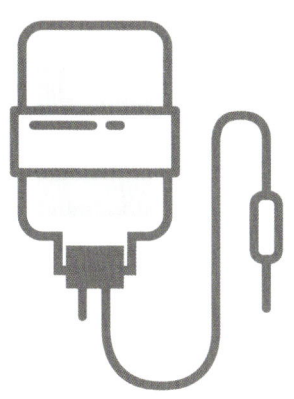

焦虑和抑郁症

慢阻肺不影响焦虑和抑郁症的治疗，因此，有相关症状的患者应及时到精神心理科就诊，如果确诊应遵医嘱用药。体育锻炼总体上对改善抑郁状态有益处，因此应该注意适量规律的肺康复运动治疗。

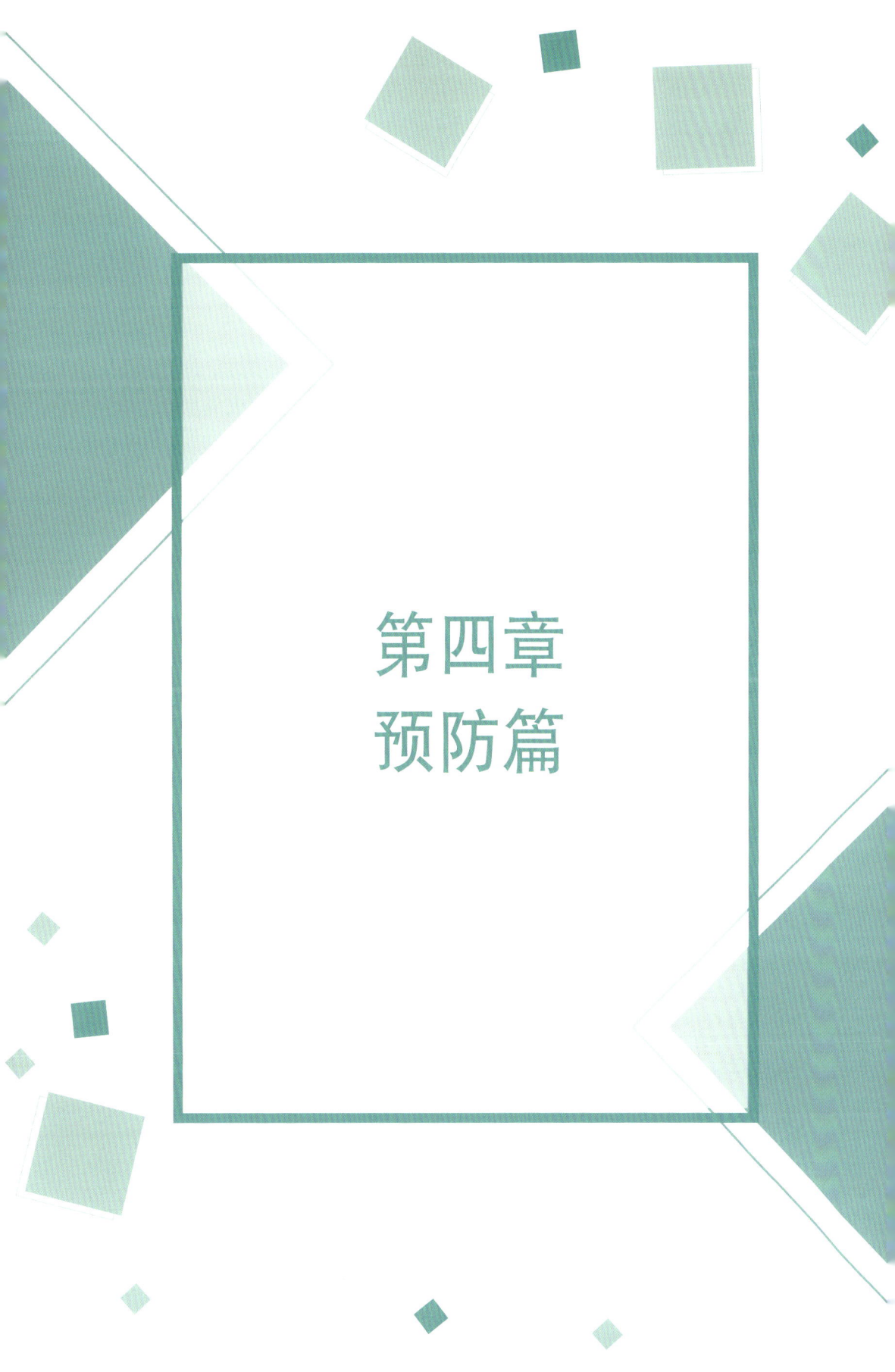

第四章
预防篇

慢阻肺的分级预防

慢阻肺预防可分为一级、二级、三级。一级预防又称病因预防，是在疾病尚未发生时针对病因采取的措施，加强对病因的研究，减少危险因素的接触，是预防、控制和消灭疾病的根本措施。二级预防是在疾病的潜伏期为了阻止或减缓疾病发展而采取的措施，包括早期发现、早期诊断和早期治疗，故二级预防又称为"三早"预防。三级预防又称临床预防，是在疾病临床期（或发病期）为了减少疾病的危害而采取的措施，包括对症治疗和康复治疗。

一级预防

戒烟是预防慢阻肺发生、发展的重要措施，如果戒烟时机足够早，可以有效降低慢阻肺的发生率。除此之外，还应减少或者避免接触其他危险因素，如减少职业暴露、空气污染时减少外出或佩戴口罩、改用清洁燃料和改善厨房的通风设施等。

第四章 预防篇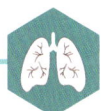

戒烟

吸烟与慢阻肺的相关危险因素主要体现在以下 4 个方面：①吸烟会增加慢阻肺的发病率，有研究显示长期吸烟者慢阻肺发病率为 35.5%，从不吸烟者仅为 7.8%。②吸烟会加重慢阻肺患者的急性发作，且增加患者住院率及病死率。③吸烟会加重慢阻肺患者肺功能下降，造成肺功能低下。④吸烟影响慢阻肺患者稳定期免疫功能和病情程度，降低患者生活质量。

戒烟后患者可多方面获益，比如：①肺功能下降程度延缓。②咳嗽、咳痰、气促、喘息、呼吸困难等临床症状可得到不同程度缓解。③药物治疗效果增强。

因此，戒烟对于慢阻肺患者至关重要。被动吸烟（二手烟）也会引起呼吸道症状，加重慢阻肺进展，远离二手烟同样重要。目前电子烟的安全性仍有争议，电子烟相关性肺损伤日益引起关注。

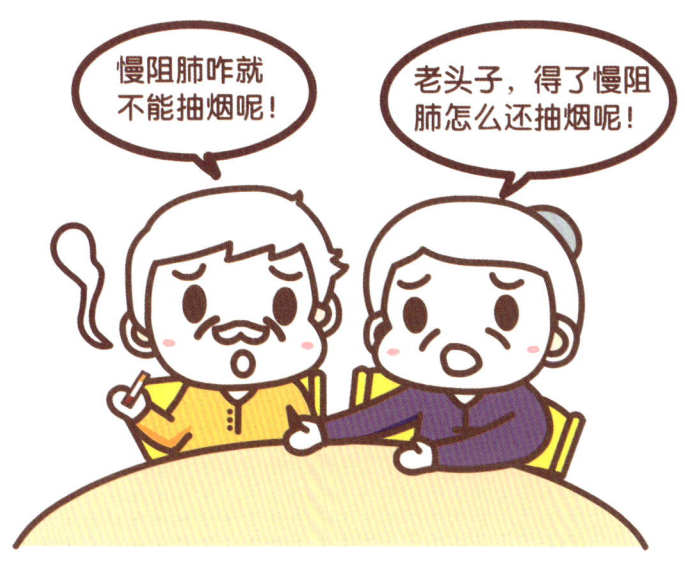

室外空气污染防护

室外空气污染对慢阻肺发病的影响越来越受到重视,我国因 $PM_{2.5}$ 导致成人慢阻肺患者死亡约 11.9 万。室外污染主要包括有机和无机粉尘、化学物质、烟雾、空气中飘散的各种变应原(花粉、霉菌)和刺激物(工业污染物和废气)。关于室外空气污染,工业污染和废气在中午、下午较多,如需外出,最好选在上午;如在雾霾或者空气污染严重,以及季节更替时外出,最好佩戴口罩,并注意保暖。

室内空气污染防护

家庭空气污染暴露与慢阻肺患病率升高显著相关,特别是女性人群,归因于家庭空气污染的慢阻肺的患病率甚至高于吸烟。室内空气污染主要来自于燃烧木材和其他生物燃料(柴草、木头、木炭、庄稼秸秆和动物粪便等)、油烟和二手烟等。关于室内污染,应注意湿式清扫、室内装修选择环保材料、保持良好的通风环境、改善厨房的通风设施、使用清洁燃料(如天然气)代替生物燃料及注意避免油烟吸入。

职业防护

GOLD 2020 指南指出,影响慢阻肺发生、发展的危险因素还包括职业暴露,目前发现在从不吸烟和无哮喘的人群中下列几种职业的慢阻肺风险增加,包括雕刻家、画家、园丁、公园管理员、食品、饮料、烟草商、塑料加工者、铸模者、农民、渔民、仓库管理员,以上职业人群均应在平时的工作过程中做好呼吸道防护,避免吸入粉尘、有机物等。

第四章 预防篇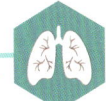

二级预防

肺功能检查是诊断慢阻肺的金标准,对慢阻肺的诊断与严重程度评价具有重要意义。建议40岁及以上人群每年至少做一次肺功能检查。

三级预防

三级预防的目的在于尽量减少疾病对人体功能和生活质量的影响。鉴于慢阻肺发生率高,进展较缓慢,应当强调三级预防也是很重要和有效的。我国重新修订的《慢性阻塞性肺疾病诊治规范》中明确强调的有以下几点。

加强康复锻炼

制订康复锻炼计划,组织稳定期慢阻肺患者进行康复锻炼,尤其是早期阶段进行锻炼效果会更好。内容包括全身运动(慢速步行、登楼梯、踏车、自行车)、呼吸训练、缩唇呼吸。

家庭氧疗

慢阻肺患者长期低氧血症可引起严重危害,增加心血管系统疾病、肺性脑病及神经系统认知障碍的风险。目前建议有明显重度低氧血症的患者长期进行家庭氧疗,以持续的低流量给氧(1～2 L/min)为主,保证患者的血氧饱和度在静息状态下达到90%以上,或血氧分压达到60 mmHg。目的是保证患者在休息、活动和睡眠时有足够的氧气或避免发生高碳酸血症。

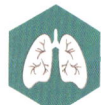

慢性阻塞性肺疾病 管 理 手 册

▎定期注射疫苗

定期注射流感疫苗、肺炎球菌疫苗，预防呼吸道感染。

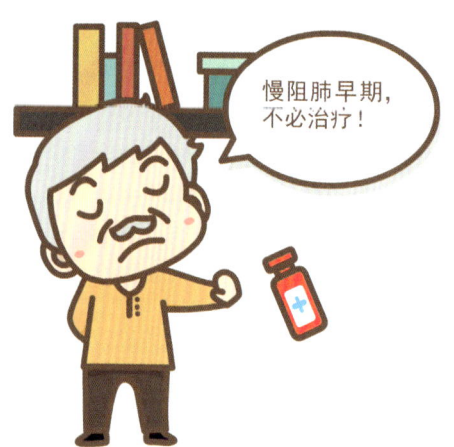

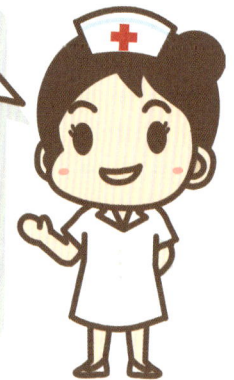

第四章 预防篇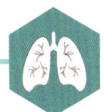

慢阻肺急性加重的预防措施

呼吸道感染是重要的复发和加重因素，患者应注意预防呼吸系统感染，积极控制感染病灶，如慢性支气管炎、肺部感染、慢性扁桃体炎、鼻窦炎等，尤其是在感染时必须遵医嘱正确合理用药，详细观察咳嗽和咳痰状况，准确记录痰的性质及胸痛、发热等，以及及时发现并发症，及时治疗。注意避免接触上呼吸道感染患者，防止交叉感染。保持环境舒适、通风与室内空气新鲜、洁净，室温18～22℃，湿度60%，以充分发挥呼吸道自然防御功能。

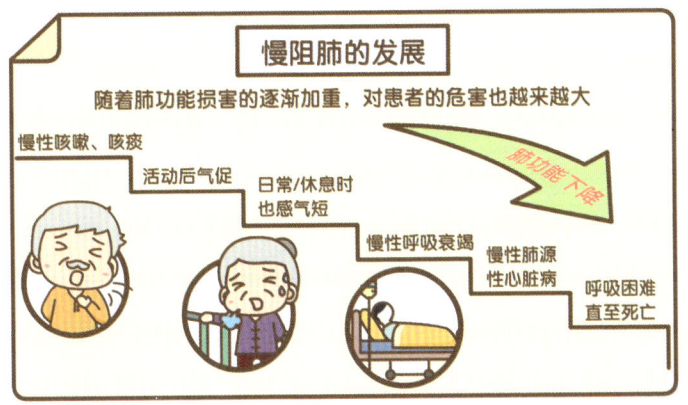

流行性感冒（流感）病毒、副流感病毒和肺炎链球菌是呼吸道感染的重要病原体，世界卫生组织（World health Organization，WHO）及美国

疾病预防控制中心推荐接种疫苗预防和控制慢阻肺急性加重的发生。慢阻肺患者接种相关疫苗，通过多种调节机制可提高自身免疫力，有效预防和减少呼吸道感染，达到防治慢阻肺急性加重的目的。推荐慢阻肺患者注射流感疫苗，所有年龄＞65岁的患者推荐注射肺炎链球菌疫苗，包括13价肺炎球菌结合疫苗（PCV13）和23价肺炎球菌多糖疫苗（PPSV23）。

长期规律吸入用药可明显减少慢阻肺急性加重次数，延缓病情的恶化。指导患者养成良好的遵医嘱习惯，加强自我疾病管理。及时避免或减少药物的不良反应，缓解期不可擅自改变药物剂量、停药、换药。

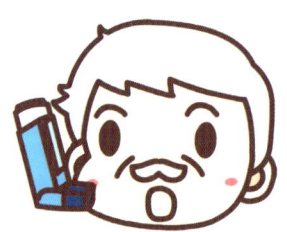

免疫调节药可能通过增强气道黏膜的免疫功能，帮助患者预防病原微生物感染，减轻烟草等诱发的炎症反应，预防慢阻肺急性加重。免疫调节药对降低慢阻肺急性加重程度、减少急性加重发作频率可能有一定的作用，但需要进一步的研究证实其长期效果，因此目前尚不作为常规推荐用药。有条件的患者可以在医生指导下使用。

肺康复锻炼不仅能够显著改善患者的生活质量，而且能够显著提高患者的功能性运动耐量。全面的肺康复计划包括：运动训练、呼吸肌训练、健康教育、心理和行为干预及其效果评价。大量研究表明，肺康复是治疗慢阻肺有效且安全的干预措施。循证医学证据显示，有效的肺康复锻炼至少需4周。

第四章 预防篇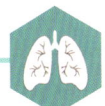

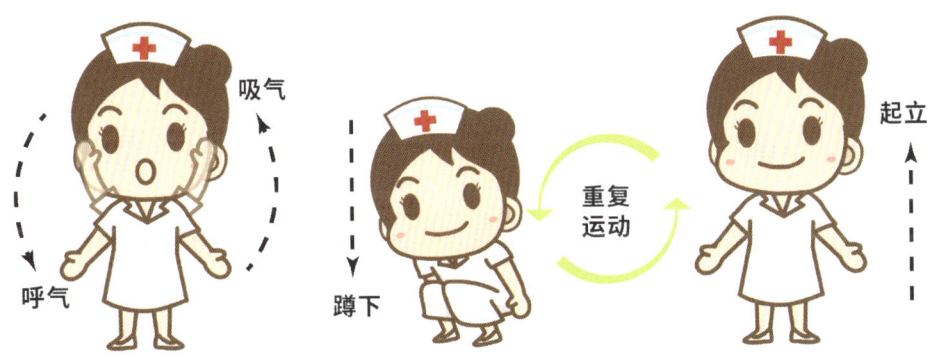

符合氧疗条件的患者进行长期氧疗可以减少慢阻肺急性加重住院次数，减少并发症，提高生活质量及运动耐量，改善生存率。

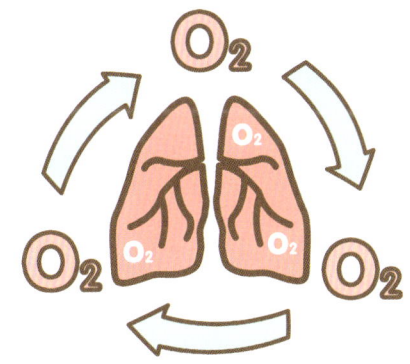

预防慢阻肺急性加重对延缓患者肺功能下降，提高患者生活质量，降低住院率及病死率，以及减少医疗资源成本十分重要。

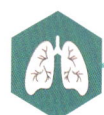 慢性阻塞性肺疾病 管理手册

日常生活中的注意事项

慢阻肺的走向不完全取决于医疗技术的发展和药物的应用，如果患者在日常生活中不加以防护，导致反复发作，逐渐加重，也会严重影响生活质量，缩短生存时间，因此，患者对疾病的掌控和自我管理能力同样重要。除了前文中提到的戒烟、避免室内外空气污染、注射疫苗等，在生活中慢阻肺患者还需注意以下事项。

预防感冒

感冒会引起病情加重，冬春季节是各种流感暴发期，可从以下几个方面预防。

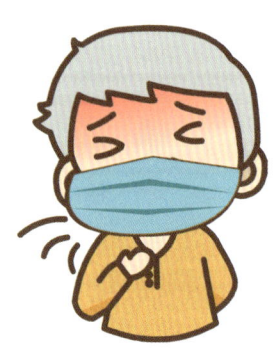

第四章 预防篇

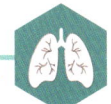

（1）外出要做好保暖措施，同时应尽量少到人群聚集的公共场所活动，尤其是尽量避免与上呼吸道感染患者接触。

（2）身体素质尚可的患者可从春季起进行耐寒锻炼，可用冷水洗脸。

（3）适度运动，提高机体的免疫力。在其他季节也应该进行运动，但应注意在空气质量良好的地方活动。

（4）居室通风良好，阳光充足，不宜过于干燥和潮湿。天气寒冷时，人们喜欢温暖的室内环境，但也应该注意每天及时通风换气，保证室内空气新鲜。

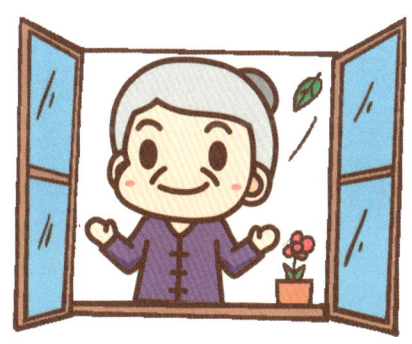

（5）规律作息，早睡早起，不吸烟，少喝酒，多补充新鲜的蔬菜、水果，做到均衡膳食。

（6）保持良好的心情。好心情能提高机体对于外界各种危险因素的抵抗力，减少疾病的发生。

身体锻炼

慢阻肺患者可适当进行身体锻炼。全身性运动项目包括步行训练、登楼梯、打太极拳等。根据个人爱好选择一种，每天活动 1～2 次，从每次 1～2 min 开始，逐日增加至每次 20～30 min。对于心肺功能正常的患者，可嘱其适当加强体育锻炼，以增强机体抵抗力，可进行的运动包括慢跑、打太极拳等，以不感到疲劳为宜。同时，每天进行缩唇呼吸和腹式呼吸锻炼，有助于改善患者的呼吸有效性（腹式呼吸和缩唇呼吸动作指引详见第 83～84 页）。

健康饮食

慢阻肺是一种慢性、消耗性的疾病。据统计，慢阻肺患者合并营养不良的发生率达 25%～35%，导致肌肉萎缩和功能障碍。同时，因为长期存在呼吸道炎症、呼吸道阻塞等症状，往往免疫力比较低，容易发生感染。有些患者在慢阻肺发展较严重时，还会影响食欲，身体营养状况进一步下降。因此，饮食方面也很重要，总的原则：选择高热量、高蛋白、高维生素、易消化的饮食，避免食用产气类食物，戒酒。饮食宜清淡可口，少量多餐，不食刺激性食材，少食易引起过敏的食材，如海鲜类、豆制品及油炸食品，避免气道受刺激，从而引起咳嗽，加重气促等不适，忌食辛辣或过甜、过咸的食物，过咸增加患者的肾脏负担，过甜会造成痰液黏稠。

具体情况如下。

（1）确保优质蛋白摄入充足：一方面，优质蛋白能够帮助身体修复损伤、消耗的组织和细胞，如肺组织、肌肉组织；另一方面，因为构成体内免疫系统的细胞因子及补体等本质是蛋白质，所以补充蛋白能够帮助构

第四章 预防篇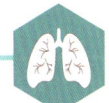

建人体的免疫系统，预防因呼吸道感染引起的肺部损伤。牛奶、鸡蛋、瘦肉等食物蛋白质丰富，不必太过拘泥于具体补充蛋白量的数据，能做到各种都有、每样少量、花样搭配，自己吃得下，吃下去身体也舒服即可。烹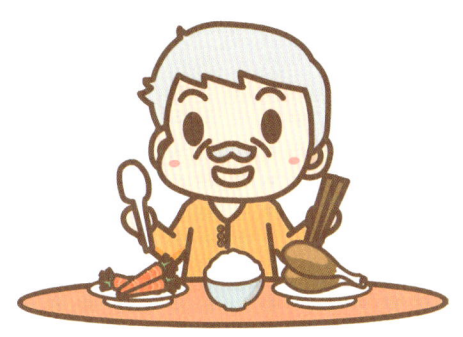
制食物时口味要清淡些，采用蒸、煮、炖、焖等方式较好。这些食物不宜做得辛辣刺激，不宜重油、重盐，以免对胃肠道和血液循环造成影响，继而加重肺部和呼吸道的不适。

（2）保证进食新鲜的水果、蔬菜：波兰华沙生命科学大学的一项研究表明，多吃苹果、梨和绿叶菜可以降低慢阻肺的风险。研究人员表示，饮食生活对肺部健康影响深远，对于难以戒烟者，应鼓励其多摄入水果和蔬菜。苹果中含有的抗氧化物质对慢阻肺的预防作用尤为突出，建议高风险人群每天吃一个苹果。新鲜的蔬菜、水果对慢阻肺患者来说是一类相当重要的食物：一方面，因为新鲜的蔬菜、水果中富含的维生素、矿物质是人体所需营养中不可或缺的一部分；另一方面，则是因为新鲜蔬菜、水果中含有大量的植物化学物质，对减轻病情有益，这些植物的化学物质功能十分强大，包括抗炎、抗自由基损害、抗癌、抗氧化、提高免疫力等，这些功能对于慢

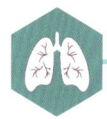

慢性阻塞性肺疾病 管理手册

阻肺患者来说都是十分有益的。

在选择新鲜的蔬菜、水果时，推荐您多选择一些颜色比较深的品种，并且努力让蔬果的色彩、种类多样起来，如西蓝花、菠菜、紫甘蓝、樱桃、蓝莓、葡萄等浆果都属于颜色比较深的蔬果，而南瓜、胡萝卜、番茄、柑橘、西瓜等则属于色彩比较艳丽的果蔬品种。

慢阻肺患者饮食的最后一个注意事项是要常喝温水。在寒冷的冬天，温水能促进患者血液循环，改善肺部通气。在炖汤时，您也可以加入一些银耳、雪梨、百合等传统中医认为有润肺功能的食材。饮食方法也需注意，如患者有喘息的症状，为减轻呼吸困难、保存能量，饭前应适当休息；为促进食欲，应注意选择舒适的环境及患者喜爱的食物，保持口腔清洁；餐后避免平卧，以防因为胃部膨隆挤压肺部，造成呼吸不畅和胃酸反流；进软食，少量多餐，细嚼慢咽，防止呛咳；如果通过进食不能吸收足够的营养，应进行鼻饲营养饮食。

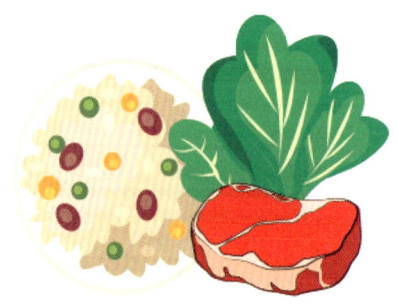

第四章 预防篇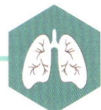

什么是肺康复

肺康复是针对合并呼吸功能障碍疾病的患者开展的综合性、个体化康复治疗措施的总称。其定义是指以患者健康状态的综合评估为基础，以提高患者呼吸功能为目的，通过各种非药物手段，包括运动、心理教育、疾病防治常识教育、去除病因或疾病加重诱因等，所确定的个体化综合管理措施。目前，肺康复已经在多种疾病的规范化治疗措施之中占有一席之地，在慢阻肺的治疗中，肺康复的地位已等同于传统的药物治疗。随着慢性病的社会负担加剧，以及人民群众对生活质量的追求，肺康复得到大力推广，成为慢性呼吸疾病的一种非常热门的治疗方法，惠及广大人民群众。钟南山院士团队提出的Simple（简单）、Satisfy（满意）、Safe（安全）、Save（节约费用）的4S呼吸康复概念得到普及，更加迎合了我国发展中国家国情及社会人口老龄化的需求。

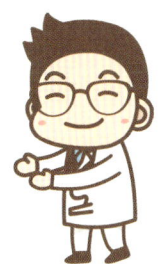

如何进行肺康复评估

慢阻肺患者应该根据自身的病情特点进行个体化的康复措施,医生在开具康复处方前应该对患者进行一系列评估。评估内容包括以下几个方面。

心肺功能评估

mMRC 评分可评估呼吸困难的严重程度。

mMRC 评分表

呼吸困难评价等级	呼吸困难严重程度
□ 0 级	只有在剧烈活动时感到呼吸困难
□ 1 级	在平地快步行走或步行爬小坡时出现气短
□ 2 级	由于气短,平地行走时比同龄人慢或者需要停下来休息
□ 3 级	在平地行走约 100 m 或数分钟后需要停下来喘气
□ 4 级	因为严重呼吸困难而不能离开家,或在穿衣服时出现呼吸困难

肺功能评估

慢阻肺的特征性病理、生理变化是持续气流受限导致肺通气功能障碍。应用气流受限的程度进行肺功能评估,即以 FEV_1 占预计值百分比为分级标准。慢阻肺患者气流受限的肺功能分级分为 4 级（肺功能分级表见第 23 页）。

心肺运动试验

心肺运动试验能为机体对运动的整合反应提供全面的评估，常使用两种运动模式：功率踏车和运动平板。运动过程中除了监测心电信号、血压和血氧饱和度之外，还应测定呼吸气体交换、摄氧量、二氧化碳排出量和分钟通气量，需要在有一定条件的肺功能室完成。

四肢肌肉功能评估

肌力是评估肌肉功能的重要方法，常用的肌力测定方法有传统的徒手肌力测试，也有使用各种器械和仪器进行的等长肌力测试、等张肌力测试和等速肌力测试。徒手肌力测试简便、易行、实用，其评定标准见四肢肌肉功能评估表。

四肢肌肉功能评估表

等级	肌肉功能
0 级	完全瘫痪，肌力完全丧失
1 级	可见到或触摸到肌肉轻微的收缩，但无肢体运动
2 级	肢体可在床上移动，但不能抬起
3 级	肢体能抬离床面，但不能对抗阻力
4 级	能进行对抗阻力的运动，但肌力减弱
5 级	肌力正常

呼吸肌功能评估

呼吸肌的基本功能是通过有规律的、永不停息的收缩和舒张活动提供肺通气的动力。在一些病理情况下，如慢阻肺患者，呼吸肌发生疲劳、功能减退，便会引起肺通气障碍，甚至呼吸衰竭，影响到正常的生命活动，需要通过适当的临床治疗和康复训练来恢复呼吸肌的功能。

人的呼吸肌由膈肌、肋间肌、颈部肌、肩带肌和腹肌组成。吸气时肌肉运动主要以膈肌为主，次要肌肉为其他辅助呼吸肌。安静情况下呼气主要是胸廓和膈肌的弹性回缩力完成，用力呼气时腹肌参与活动。目前呼吸肌功能测定的方法包括肌力、肌电图谱、肌肉负荷试验、中枢驱动、膈肌功能等多个方面。通过电、磁波刺激器刺激膈神经所诱发的膈肌动作电位幅度，判断膈神经和膈肌的功能，以及通过超声测量膈肌厚度及膈肌移动度评估膈肌功能是目前应用比较多的呼吸肌功能评估手段。

咳嗽、咳痰能力评估

主要评估患者的自主咳嗽能力，以及痰液的性质、颜色、24小时痰液量、咳嗽的难易程度。

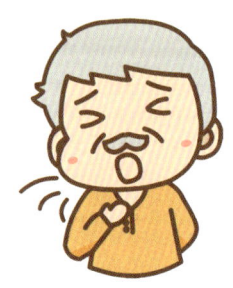

第四章 预防篇

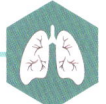

📖 吞咽功能评估

有吞咽功能障碍的患者，容易因为误吸导致反复肺炎发作。误吸是指食物、口咽部分泌物或胃食管反流物等进入到声门以下的气道，可分为显性误吸和隐性误吸，显性误吸是指有明显呛咳症状的误吸，而大部分发生误吸的老年患者并没有明显的呛咳症状，被称之为隐性误吸。因此，吞咽功能评估非常重要。临床上常用的有干吞试验、洼田饮水试验、核素误吸试验等。

（1）干吞试验方法：患者取静止坐位或半坐卧位，并用冷水润湿患者的口腔内侧。检查者将手指放在患者喉结及舌骨处，指导患者尽量快速反复吞咽。观察在30秒内患者吞咽的次数和喉上抬的幅度。

正常：≥3个吞咽/30秒，喉上下移动＞2厘米。

异常：＜3个吞咽/30秒，喉上下移动＜2厘米。

该方法简单，但受多因素影响，比较粗略。

（2）洼田饮水试验：日本学者洼田俊夫提出的洼田饮水试验分级明确清楚，操作简单，利于选择有治疗适应证的患者。方法：患者端坐，喝下30毫升温开水，观察所需时间饮水、呛咳的情况。结果分析如下。

正常：1级，5秒之内能顺利地1次将水咽下。

可疑：1级，5秒以上顺利地1次将水咽下或2级，审分2次以上，能不呛咳地咽下。

异常：3～5级。

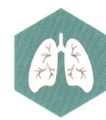

吞咽功能评估表

分级	吞咽功能
1级（优）	能顺利地1次将水咽下
2级（良）	分2次以上，能不呛咳地咽下
3级（中）	能1次咽下，但有呛咳
4级（可）	分2次以上咽下，但有呛咳
5级（差）	频繁呛咳，不能全部咽下

吞咽功能结果分析表

分级	吞咽功能结果
1～2级	基本正常，可不特殊处理，但2级患者有条件吞咽训练者亦可以进行吞咽训练
3级	指导自行吞咽训练、指导进食
4级	指导吞咽训练及自行吞咽训练、指导进食
5级	强化吞咽训练、留置胃管

洼田饮水试验检查的是显性误吸的患者，而针对隐性误吸的患者，我们经常需要借助医院的一些设备来完成，如核素误吸试验等。

（3）核素误吸试验（核素误吸显像）：将 ^{99}Tcm-硫胶体缓慢滴入患者鼻咽部，通过核医学检测 ^{99}Tcm-硫胶体是否进入气道，判断患者是否存在误吸，是诊断误吸的金标准。

另外，我们也可以借助经鼻支气管镜，在直视下观察患者吞咽过程，并在吞咽结束后检查患者气道内情况。可了解会厌、声带的活动及确诊是否误吸。但这种方式是有创介入，需要监护及有软镜经验的医生完成。

第四章 预防篇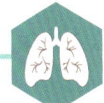

运动能力评估

▌6分钟步行距离试验

6分钟步行距离试验是采用徒步运动方式，测试患者在6分钟内能承受的最快速度行走的距离，是反映人体功能状态的综合测试方法，简单、容易操作。

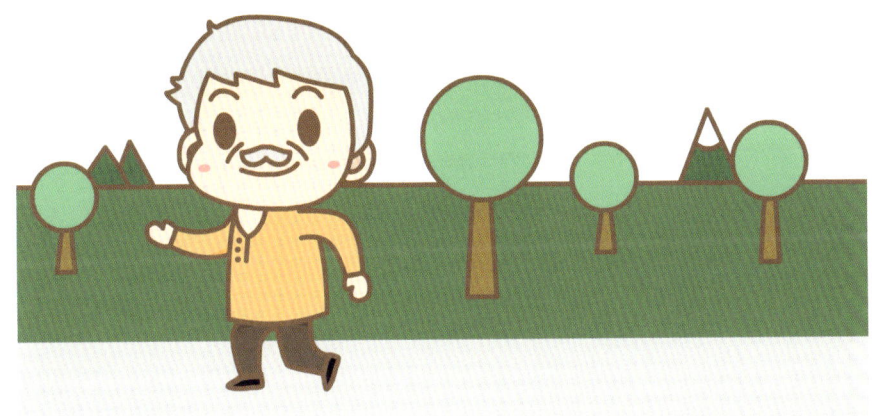

▌1分钟坐立试验

不能行走的患者可采用1分钟坐立试验进行运动耐力的评估。计算患者1分钟内交替做快速站立、坐下这两个动作的次数。

▌3分钟空中踏车次数

对于长期卧床的患者，可以用卧位下3分钟空中踩车的次数进行运动耐力的评价。

日常生活能力评估

对患者日常生活、活动能力进行评估，包括进食、梳妆、洗漱、洗澡、如厕、穿衣等。

心理睡眠评估

慢阻肺患者常合并抑郁状态，睡眠状况差。评估患者的心理及睡眠情况，进而对抑郁状态进行干预，同时改善睡眠是呼吸康复不可忽视的一部分。

营养状态评估

营养状态评估包括患者的营养状况和胃肠功能等。

第四章 预防篇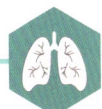

如何选择合适的肺康复运动训练方案

慢阻肺患者的呼吸康复方案包括：运动康复、呼吸肌肉锻炼、气道廓清技术、吞咽功能锻炼、营养康复和心理康复等。慢阻肺患者应根据自己的病情特点进行个体化康复方案选择。如对于运动能力较好的患者，快步走、太极拳、游泳等都是较好的康复锻炼方式；而重症患者则可选择能在床上进行的卧位康复操。关于康复方案的选择，需要在个体化的同时遵从方法简单、效果满意、技术安全、节约费用的4S原则。

卧位康复操

运动训练是呼吸康复方案的基础，卧位康复操采用床上卧位运动，能够在吸氧、无创通气时运动，动作简单、有效，且保证了慢阻肺患者的安全，是适合重度慢阻肺患者住院及居家的康复运动训练，分为3个动作：空中踩车、拉身起坐、桥式运动。

空中踩车

患者取平卧位，屈膝抬高双腿，上半身保持不动，两小腿在空中交替做空踩自行车的动作，类似于做踩单车运动，每组运动5～10分钟，每天2～3组。

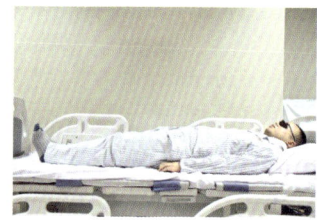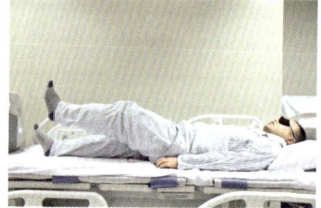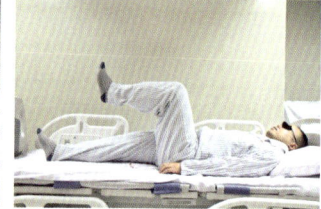

空中踩车

拉伸起坐

患者取平卧位,双手紧握床栏,利用上肢力量将上身拉起至坐起,然后维持5秒,然后再次躺平,再次重复。每组完成5～10个动作不等,每天2～3组。

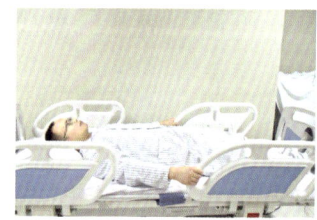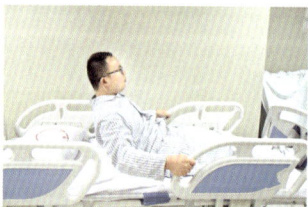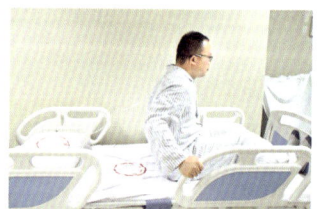

拉伸起坐

桥式运动

患者取仰卧位,双腿屈曲,双足底平踏在床面上,用力使臀部抬离床面10～15 cm,腹部抬到最高位,坚持3～5秒,再次重复,每组5～20个动作,每天2～3组。

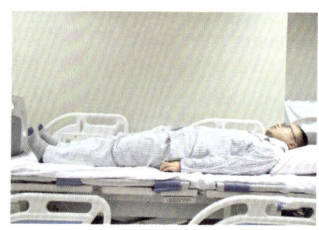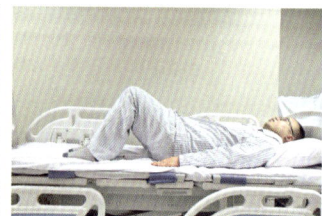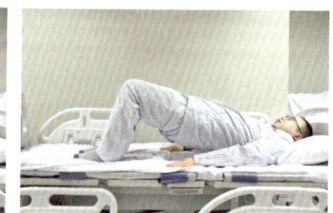

桥式运动

第四章 预防篇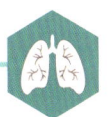

重症患者可以在吸氧或无创通气时进行卧位康复操锻炼。对于肌力下降的患者,可以根据肌力情况给予个体化的全身肌肉锻炼方法。

只心肺功能受损而肌力正常(5级)的患者,在氧疗、经鼻高流量吸氧、无创通气、有创通气等辅助通气条件支持下,可进行规范的郑氏卧位康复体操运动,运动量依据病情而定,且运动康复中保证生命体征稳定:①呼吸频率<35次/分钟;②心率<130次/分钟,或变化<20%,没有新发的心律失常;③SaO_2>90%。

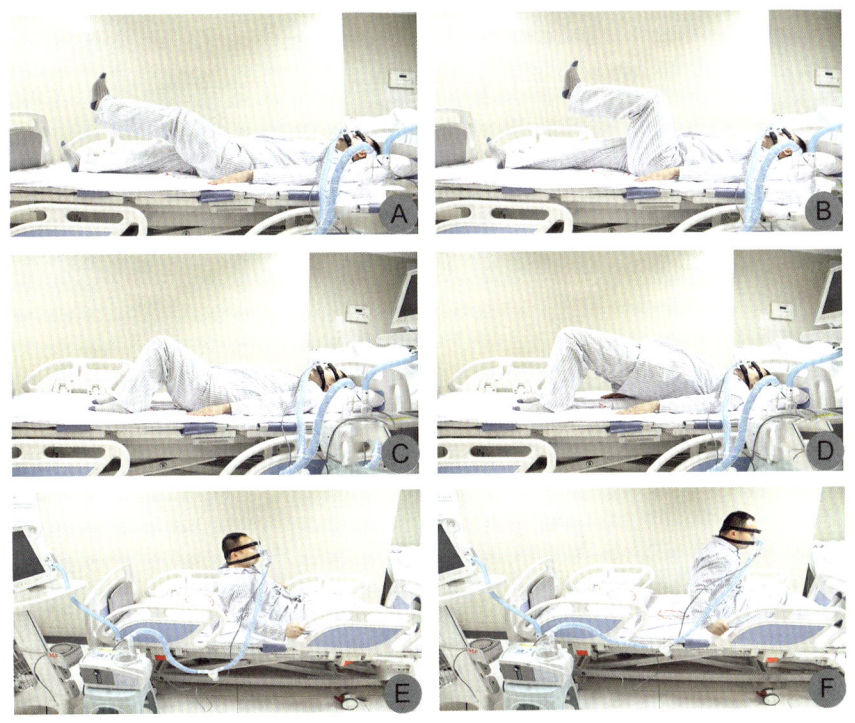

吸氧或无创通气情况下床上郑氏卧位康复体操

肌力3~4级者:做下肢伸直抬高运动、上肢拉升运动(辅助下)、躯干抬高运动(臀部抬离床面)。

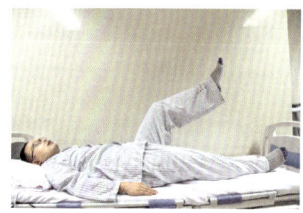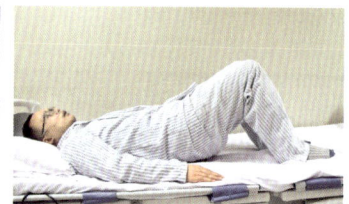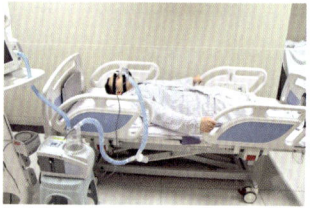

下肢抬高运动、躯干抬高运动（抬离床面）、上肢拉升运动（辅助下）

肌力2级者：下肢水平或屈膝移动，或辅助踏车运动，上肢拉升肌肉收缩或康复师辅助拉升，康复师辅助躯干拱桥运动。

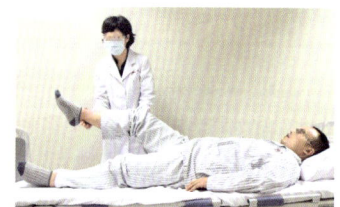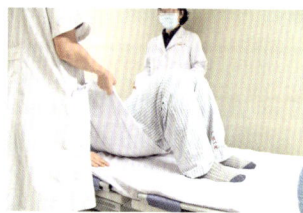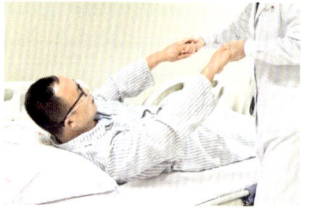

辅助踏车运动、辅助下躯干抬高运动、辅助上肢拉升运动

肌力1级者：用踇指、脚底踩踏软垫，或健侧踇指同患侧踇指相互触碰，健侧手拉患侧手或者交叉等。

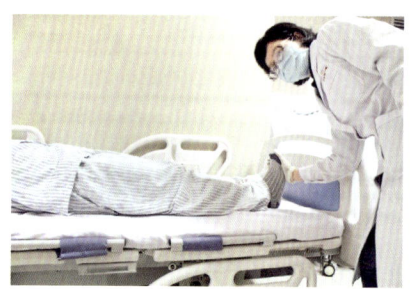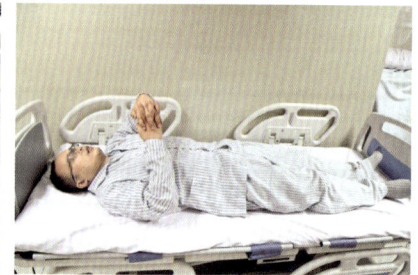

脚踏运动、双手交叉运动

第四章 预防篇

肌力0级者：用意念活动下肢脚趾，或使用棉棒刺激部分反射功能。

重症患者也可以在无创通气等呼吸支持下进行床边康复综合运动，包括原地踏步、下肢抬高等锻炼方式。需要康复师及家属陪同，密切观察生命体征变化。

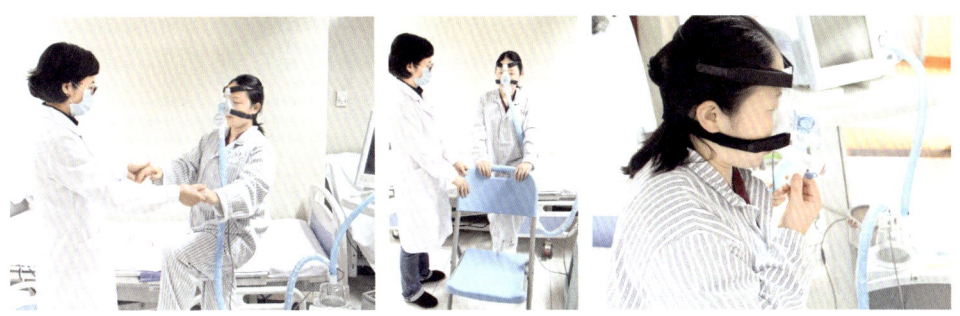

无创通气下原地踏步、无创通气下抬高下肢、无创通气下排痰及呼气肌训练
（引自《呼吸康复手册》）

呼吸肌肉锻炼

慢阻肺患者大多存在呼吸肌肉无力、疲劳的情况。呼吸肌肉锻炼能改善呼吸困难症状，提高运动耐力。

腹式呼吸

取仰卧位或舒适的坐姿，放松全身。右手放在腹部肚脐，左手放在胸部。吸气时，最大限度地向外扩张腹部，胸部保持不动；呼气时，最大限度地向内收缩腹部，胸部保持不动。循环往复，保持每一次呼吸的节奏一致，细心体会腹部的一起一落。每次练习5～10分钟，每天2～3次。

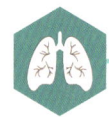
慢性阻塞性肺疾病 管理手册

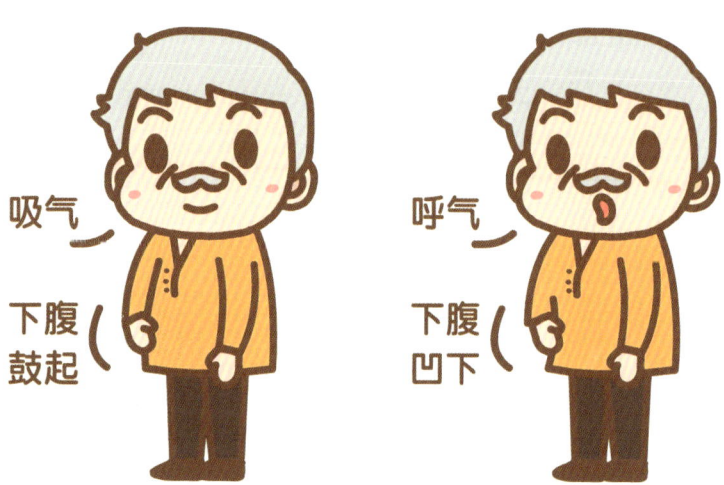

■ 缩唇呼吸

通过鼻腔缓慢深吸气,直到无法吸入为止,保持如吹口哨那样的缩唇姿势缓慢呼气,注意呼气时需用力将肺排空。每天2～3次,每次30分钟。缩唇呼吸增加呼气相正压,抵消内源性正压,使小气道开放,有利于肺泡气体的排出。

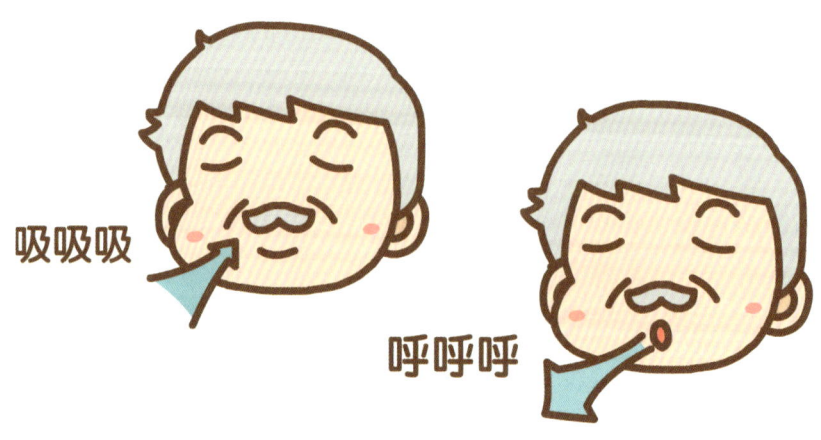

第四章 预防篇

呼吸操-1

目的:锻炼膈肌、腹肌的肌力和耐力,降低动脉血二氧化碳分压。包括鼓腹、吸鼻、缩唇、缩腹、身体前倾的动作要领。

方法:患者取坐位或立位,用鼻子快速吸气,同时把腹部鼓起,维持吸气末姿势片刻;随后放松腹部,身体逐渐前倾,缩唇、缩腹呼气,呼气时缩拢口唇呈吹哨样,根据自己的节奏,缓慢呼气,可持续4～6秒,维持呼气末姿势片刻;二氧化碳高的患者尽可能延长呼气时间;以上动作可在吸氧情况下进行。每天练习3～4次,每次15～30分钟。

呼吸操-2

目的:锻炼膈肌、胸锁乳突肌、腹肌的肌力和耐力,降低动脉血二氧化碳分压,可经鼻吸氧。

方法:患者取坐位或立位,腹部用力鼓起并维持姿势,同时吸鼻、耸肩,维持片刻;随后依次放松肩部、腹部,身体逐渐前倾,缩唇、缩腹呼气,呼气时缩拢口唇呈吹哨样,根据自己的节奏,缓慢呼气,可持续4～6秒,维持呼气末姿势片刻;二氧化碳高的患者尽可能延长呼气时间;以上动作可在原地踏步或步行下进行,每天练习3～4次,每次15～30分钟。

步行锻炼

步行是最佳且最简单的康复手段。对于慢性呼吸道疾病患者,推荐的运动方式主要为步行,因为步行是日常生活中较高频率的体力活动。循序渐进开展步行有氧训练模式,每周3～5天,且每次持续20～60分钟,至少持续4～12周。

气道分泌物清除

痰液湿化

在吸入气体湿度为100%，温度为35～37℃时气道纤毛的活动能力最强。建议使用加温加氧超声雾化进行湿化排痰，同时湿化痰液后需要及时将痰液排出，可同时联合呼气相正压及震荡排痰装置。

有效咳嗽方法

单人法：患者双手交叉置于腹部的脐周，深吸气及鼓腹后，做咳嗽动作，同时身体尽量前倾，双手往后压腹部。

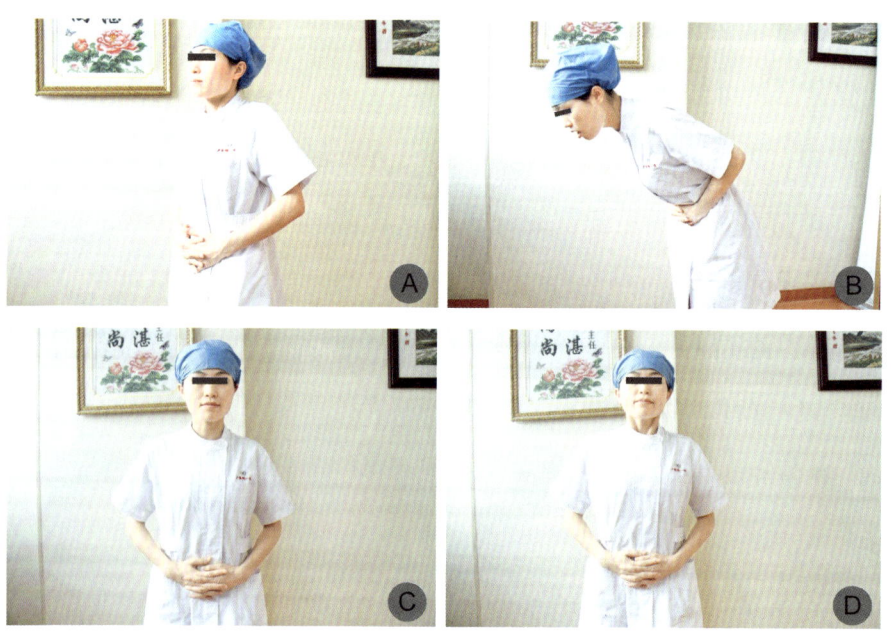

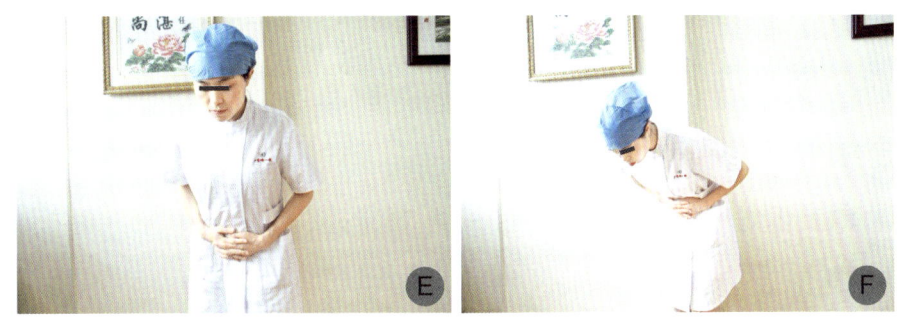

有效咳嗽方法——单人法

双人法：治疗者站在患者的后方，双手通过患者两侧腋下向前交叉置于患者胸腹部，嘱患者深吸气及鼓腹后，让患者做咳嗽动作，治疗者的双手同一时间向胸背部挤压。

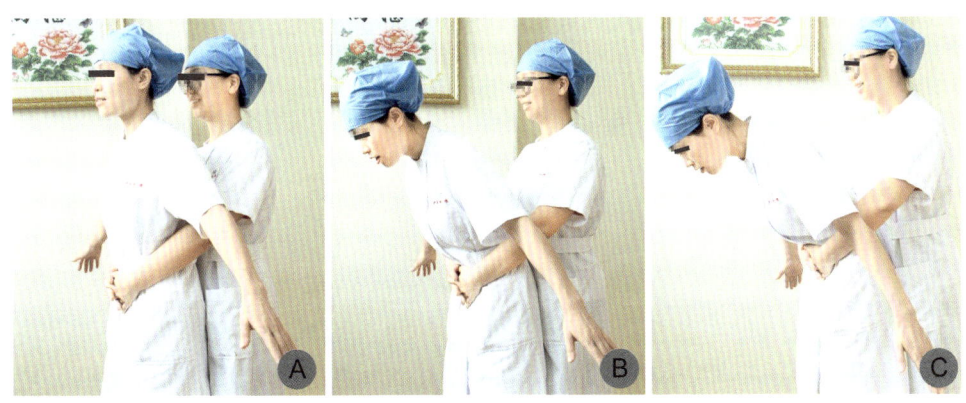

有效咳嗽方法——双人法

吞咽功能锻炼

很多慢阻肺患者，特别是合并脑血管意外的患者，或长期留置鼻饲管、建立人工气道、鼻咽癌放疗后的患者都存在吞咽功能减退（障碍），容易发生误吸。患者可以通过唇、舌、上腭器官的训练加强运动控制、力量及协调性，从而提高进食咀嚼力量及吞咽功能。

舌部训练

（1）舌先尽量向外伸出，由一侧口角向另一侧口角移动，可用压舌板抵抗舌的活动。

（2）舌尖向外伸出并上抬，用压舌板协助和抵抗舌尖的上抬运动。

（3）卷舌或舌尖紧贴下齿，舌面抬高至硬腭。

（4）舌尖沿上下齿龈做环形清扫动作或上下运动。

（5）舌压抗阻反馈训练。

目的：强化舌肌上抬肌力，增加吞咽时舌骨上抬前移幅度；增强舌控制、协调能力；增强舌运送食物能力。

适应证：脑干病变、脑外伤、鼻咽癌放疗后、舌癌术后等导致舌部肌肉力量及协调不足。

具体操作：①压力测量反馈仪接上电源；②往导管中的球囊注入适当的水后连接压力测量仪，并记录此时压力测量仪的基值；③把球囊置于患者的舌中部，嘱咐患者舌头上抬时球囊接触硬腭，设定初始目标值，上抬舌头使压力测量仪数值维持或靠近目标值；④重复第三步并用秒表记录下目标值和维持时间，测量 10～15 次。

唇的运动

（1）发"u"音训练。

（2）发"i"音训练。

（3）鼓腮数秒，用手指挤压双颊。

（4）双唇闭紧，夹住压舌板，增加唇闭合力量。

软腭抬高运动

（1）用力发"a"音。

（2）用细毛刷等物直接刺激软腭后，用力发"a"音。

（3）用冰块快速擦软腭，用力发"a"音。

K 点刺激

K 点位于磨牙后三角的高度，腭舌弓和翼突下颌帆的中央位置，位于两牙线交点的后方，此处实际上是一个凹陷。

方法一：治疗师戴手套，手指从牙与颊黏膜缝隙进入，刺激 K 点，通常触及 K 点后患者可以反射性张口。

方法二：对严重张口困难的患者可以用小岛勺（或棉棒）直接刺激 K 点，患者比较容易产生张口动作，反复刺激可使张口困难的患者自己张口。也可以用蘸有酸、红酒、冰等物质的棉棒，轻轻刺激软腭、腭弓、舌根及咽后壁，然后嘱患者做吞咽动作。

对于有吞咽困难的患者，使用吞咽神经肌肉针灸治疗和吞咽神经肌肉低频电刺激治疗也有一定的疗效。

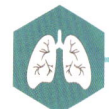

营养支持

（1）慢阻肺患者为什么多会出现体重下降？

（2）营养不良会影响慢阻肺患者的呼吸吗？

（3）慢阻肺患者应该如何保持体重？

（4）慢阻肺患者每餐饮食要如何搭配？

在慢阻肺后期往往伴有营养不良，出现体重下降、骨骼肌功能障碍，甚至肺源性恶病质综合征，同时营养不良还可能反过来影响患者的呼吸肌结构和功能，进一步影响患者的呼吸驱动。由此可见，营养不良与慢阻肺预后不良的相关性甚大。

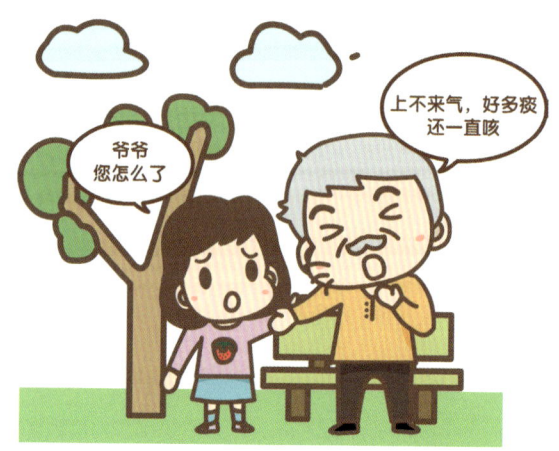

第四章 预防篇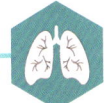

慢阻肺患者的营养代谢特点

患者的营养代谢过程比较复杂,主要有以下几个特点。

能量消耗增加

对于慢阻肺患者而言,由于长期气道阻塞、肺泡的有效顺应性下降,以及肺部长期过度充气,使呼吸肌和膈肌的工作增加,有研究发现慢阻肺患者每日在呼吸上的耗能高达 430 ～ 720 kcal。此外,患者体内各种炎症因子及某些促分解激素,如儿茶酚胺、糖皮质激素、胰高血糖素等分泌增加,葡萄糖利用障碍,蛋白质分解加速,机体长期处于高分解代谢状态,营养不良的风险明显增高。

营养物质摄入减少

慢阻肺患者多会出现进食量下降,其与患者进食时呼吸困难加重导致摄食受限有关,有的患者饱餐后会因胃充盈呼吸困难进一步加重。此外,长期使用抗生素、茶碱类平喘药物对胃黏膜有一定的刺激作用,也会影响患者的进食。

营养物质的消化、吸收和利用功能障碍

长期缺氧、高碳酸血症、心功能不全、胃肠道淤血及广谱抗生素的应用等可能造成患者肠道菌群失调,导致患者胃肠道对各种营养素的消化吸收功能障碍,而对各种营养素的缺乏日渐累积,将进一步加重患者的营养不良。

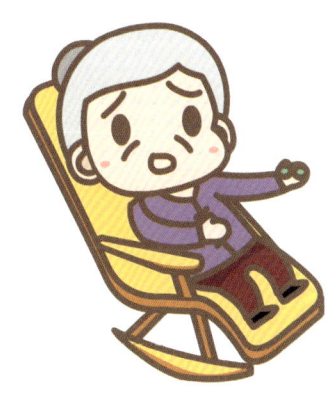

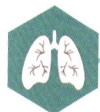

营养治疗

慢阻肺患者的营养治疗要注意各大营养素的供给是否合适。供能营养素在体内代谢时产生的二氧化碳经过肺部排出,摄入过量有可能增加呼吸负荷,而长期营养素摄入不足则可能出现营养不良,进而影响机体的免疫功能及修复功能。因此,慢阻肺患者的营养治疗应该以满足机体的能量及蛋白质需求为前提,采用以高蛋白、高脂肪、低碳水化合物为主的膳食模式,以减轻呼吸负荷,使体重保持或逐渐恢复正常。

营养需求——能量

能量目标是营养治疗的基础,有研究表明慢阻肺患者由于气道阻力增加等原因,静息能量代谢比正常人高15%~20%,其中存在营养不良的患者基础代谢率(basal metabolic rate,REE)比营养状况良好的患者更高。有关患者的每日能量需求可通过Harris-Benedict公式与校正系数计算得到,也可以采用专门针对慢阻肺患者REE的估算公式计算得出,具体如下。

REE(kcal/d)=11.5×体重+952(男性)

REE(kcal/d)=14.1×体重+515(女性)

当然,有条件的患者还可采用间接测热法测定患者的实际静息能量消耗,据此决定每日的能量摄入目标值。

第四章 预防篇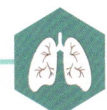

 温馨提示

合并肥胖的慢阻肺患者（此处的"肥胖"定义为＞120%理想体重）应适当限制总摄入能量以控制体重，尽量减少肥胖为患者呼吸系统带来的负担。

营养需求——蛋白质

众所周知，充足的蛋白质摄入对提高机体的免疫力十分重要。但对慢阻肺患者而言，蛋白质的摄入亦并非多多益善，蛋白质的代谢产热过程也需要耗氧，并且代谢产生同等能量的需水量比糖类和脂肪高出数倍，容易造成液体失衡，同时蛋白质摄入过多还将导致尿钙增多，造成机体内钙流失增加。

 温馨提示

不同患者的建议蛋白质摄入量见下表。

蛋白质摄入量建议表

患者	蛋白质建议摄入量
轻到中等应激的患者	1.0～1.5 g/（kg·d）
重度应激的患者	1.5～1.8 g/（kg·d）

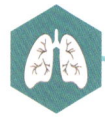

▎营养需求——脂肪

脂肪作为三大产能营养素之一，对慢阻肺患者显得特别重要，因为它的呼吸商低，即可为患者带来大量非蛋白质能量的同时产出较少的二氧化碳，尤其适用于合并Ⅱ型呼吸衰竭的患者。但过高脂肪膳食模式可能会导致高脂血症，甚至损害网状上皮系统，干扰机体的免疫功能。建议慢阻肺患者的脂肪供热比占日常摄入总能量的20%～30%。另外，要注意避免过多饱和脂肪的摄入，保证富含所需脂肪酸的不饱和脂肪酸摄入量。适当添加中链脂肪酸（medium chain triglyceride，MCT），以期取得节氮效应。

> **温馨提示**
>
> 牛乳、山羊奶、棕榈仁油、椰子油等食物富含MCT，可在日常饮食中适当增加，替代部分长链脂肪酸（如花生油等），不仅消化吸收快，还促进正氮平衡的恢复。

▎营养需求——碳水化合物

有研究表明膳食中碳水化合物比例过高可能会对慢阻肺患者的呼吸造成额外的负担，但由于它能促进人体肌肉合成蛋白质，且过分限制有可能引起酮症，导致蛋白质的过度分解及体内电解质紊乱，故应正确看待碳水化合物，根据患者的不同情况控制其摄入比例。合并高碳酸血症的患者可适当限制膳食模式中CHT的比例，无明显通气受限的患者则无须对CHT过分严格限制。总的而言，碳水化合物占总摄入能量的35%～50%为宜。

第四章 预防篇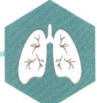

 温馨提示

碳水化合物对慢阻肺患者而言并非洪水猛兽,切勿过分限制!

营养需求——维生素与微量元素

在慢阻肺患者的营养治疗上,前面所提及的能量及三大产热宏量营养素(碳水化合物、蛋白质、脂肪)的供给固然重要,但倘若缺乏一些维生素及微量元素,亦会导致氧自由基对机体的损害及影响能量代谢,甚至会加重呼吸肌肉无力。因此,我们不能忽视维生素和各种微量元素的补充,尤其是维生素 C 及磷、镁、钙等,并且建议定期进行复查。

 温馨提示

不要天真地以为慢阻肺的营养补充就只是简简单单地把能量"吃"够就好,要记住维生素和微量元素同样不能"缺席"。

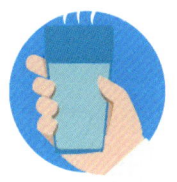  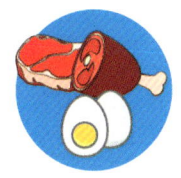 

慢阻肺营养门诊案例分享

病情介绍：患者，73 岁，男性，确诊为慢阻肺 20 余年，近日咳嗽、咳痰加重，无糖尿病、高血压等基础疾病，目前体重 50 kg，身高 172 cm。近日检查结果部分摘抄：总蛋白 64.4 g/L，白蛋白 25.6 g/L，前白蛋白 150 mg/L。平素胃口欠佳，进餐时常伴有气促加重。

患者一天的进食情况如下。

时间	饮食菜单
早餐	小米粥 1 碗 + 肉包 1 个
午餐	米饭半碗 + 西蓝花炒瘦肉（猪瘦肉 25 g，西蓝花几朵）
晚餐	米饭半碗 + 番茄炒鸡蛋（鸡蛋 1 个，番茄 1 个）

餐间未进食其他食物予以补充。

患者"吃够"了他的营养需求吗？我们一起来算一算，看一看。

计算能量及营养素的需要量

患者诊断为慢阻肺急性发作，建议营养供给目标达到能量 35 kcal/（kg·d），蛋白质 1.2 ～ 1.5 g/（kg·d）。根据身高、体重计算患者目前 BMI=50/1.72²=16.9 kg/m²，血白蛋白偏低（25.6 g/L），属于消瘦型营养不良，考虑能量及蛋白质摄入偏低，同时从患者一天的饮食粗略估算出目前每日摄入能量约 1000 kcal/d，蛋白质约 25 ～ 30 g/d，远低于他的营养需求，但我们考虑到患者食欲欠佳且进食气促等问题，故暂将营养目标调整至能量 30 kcal/（kg·d）（1500 kcal/d），蛋白质 1.3 g/（kg·d）（65 g/d）。

第四章　预防篇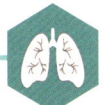

■ **优化每一餐的膳食结构**

我们再看看患者进食的膳食结构，发现存在以下问题：首先，能量及蛋白的配比不理想，如早餐中的小米粥与包子都属于主食类，优质蛋白量很低，建议加入富含蛋白质的食物，如鸡蛋、猪瘦肉、牛奶等。其次，蛋白质食物的来源也较为单调，可以丰富品种（如鸡肉、猪肉、鱼肉、鸡蛋、牛肉等）。

于是，我们按患者的饮食习惯制订了一个营养食谱范例如下。

时间	营养食谱
早餐	各种包点 1 个 + 鸡蛋 1 个 + 牛奶 200 mL+ 小番茄 3 个
午餐	米饭半碗 + 西蓝花炒肉（猪瘦肉 50 g，西蓝花几朵）+ 清炒菜心（菜心 100 g）
晚餐	米饭半碗 + 支竹焖鱼腩（去骨鱼腩 50 g，支竹 50 g）+ 炒莜麦菜（莜麦菜 100 g）

即使降低了目标，但要让每日仅吃 1000 kcal 的患者尽力吃够 1500 kcal 还是一件基本不太可能实现的事。因此，我们建议在进食天然食物的基础上添加特别适用于慢阻肺患者的高能量、高蛋白型营养素，分别在上午、下午及晚上补充日常摄食的不足，具体如下。

时间	营养方案
9：30	高能量、高蛋白型营养素 150～200 mL（提供能量 150～200 kcal，蛋白质 8～10 g）
15：00	高能量、高蛋白型营养素 150～200 mL（提供能量 150～200 kcal，蛋白质 8～10 g）
20：30	高能量、高蛋白型营养素 150～200 mL（提供能量 150～200 kcal，蛋白质 8～10 g）
合计	补充能量 450～600 kcal/d，蛋白质 24～30 g/d

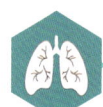

慢性阻塞性肺疾病 管理手册

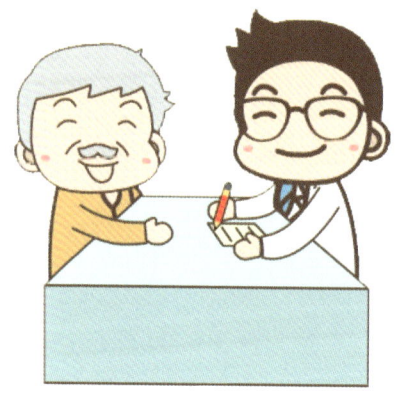

当然，医学营养素配方的选择及具体剂量仍需要结合患者本人的血糖、肝肾功能，以及消化情况等进行综合考虑，具体建议咨询专业营养科医生。

慢阻肺患者每餐饮食原则

慢阻肺患者的饮食搭配首先要遵循平衡膳食的大原则，每餐保证主食、蛋白质类食物、蔬菜的基本结构，在此基础上进行每大类食物进食量的适当调整。

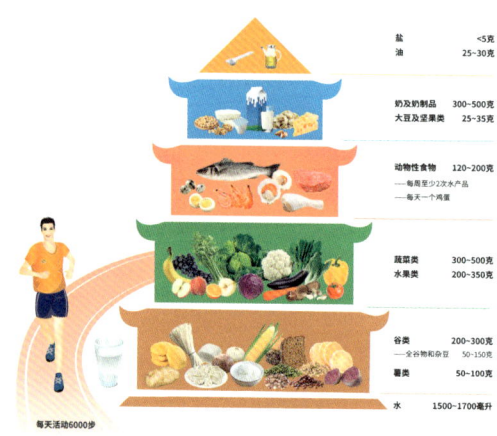

中国居民平衡膳食宝塔（2022）
引自：中国营养学会《中国居民膳食指南（2022）》。

第五章
问答篇

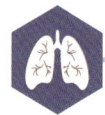

慢阻肺患者的治疗问答

慢阻肺患者为什么要戒烟？

在慢阻肺患者中，吸烟患者占到80%以上。戒烟是慢阻肺治疗的首要步骤。门诊随访中，医生往往悉心劝导多年吸烟的患者戒烟。

科学证据表明，吸烟和二手烟暴露（被动吸烟）严重危害人类健康。WHO的统计数字显示，全球每年因吸烟死亡的人数高达600万，每6秒就有1人死于吸烟所致的疾病，因二手烟暴露所造成的非吸烟者年死亡人数约为60万，现有吸烟者中将近一半会因吸烟而提早死亡。

如果全球吸烟流行趋势得不到有效控制，到2030年每年因吸烟死亡的人数将达800万，其中80%发生在发展中国家。

我国是世界上最大的烟草生产国和消费国，每年因吸烟导致死亡的人数已超过100万，至2050年将突破300万，同时我国二手烟暴露极为普遍。严重的烟草流行状况和不乐观的流行趋势，已成为政府和公众必须高度关注的重大健康与社会问题。

吸烟会对人体健康造成严重危害。烟草烟雾中所含的数百种有害物质中有些以其原型形式损害人体，有些则在体内外与其他物质发生化学反应，衍化出新的有害物质后损伤人体。吸烟与二手烟暴露有时作为主要因素致病（如已知的69种致癌物质可以直接引发癌症），有时则与其他因

第五章 问答篇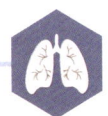

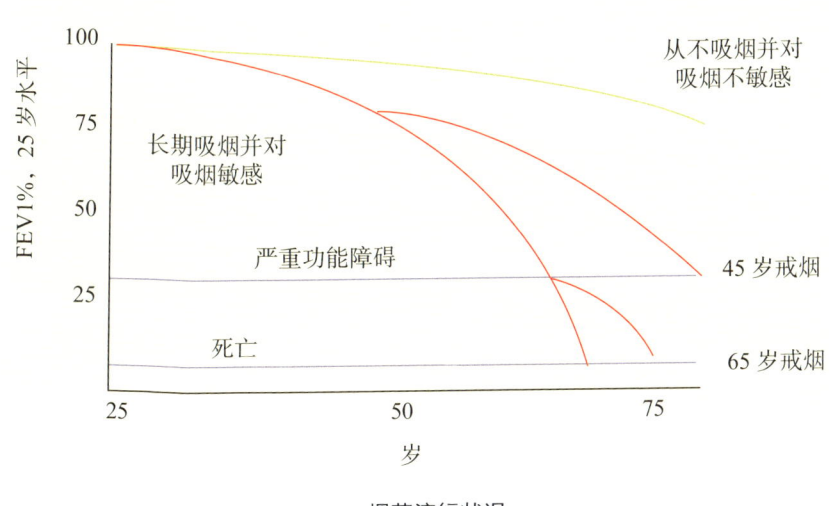

烟草流行状况

素复合致病,或通过增加吸烟者对某些疾病的易感性致病(如吸烟增加呼吸道感染的风险即通过降低呼吸道的抗病能力,使病原微生物易于侵入和感染而发病),有时则兼具以上多种致病方式。

吸烟对呼吸道免疫功能、肺部结构和肺功能均会产生不良影响,引起多种呼吸系统疾病。有充分证据说明吸烟可以导致慢阻肺和青少年哮喘,增加肺结核和其他呼吸道感染的发病风险。戒烟可以明显降低上述疾病的发病风险,并改善疾病预后。

吸烟可能导致慢阻肺

有充分证据说明吸烟可以导致慢阻肺。吸烟者的吸烟量越大、吸烟年限越长、开始吸烟年龄越小,慢阻肺的发病风险越高。女性吸烟者患慢阻肺的风险高于男性。戒烟可以改变慢阻肺的自然进程,延缓病变的进展。

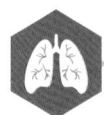

支气管哮喘

有充分证据说明吸烟可以导致青少年哮喘或哮喘样症状发生。吸烟可以导致哮喘病情控制不佳。

呼吸系统感染

有充分证据说明吸烟可以增加包括肺炎在内的呼吸系统感染的发病风险。吸烟量越大，呼吸系统感染的发病风险越高。戒烟可以降低呼吸系统感染的发病风险。

肺结核

有充分证据说明吸烟可以增加结核分枝杆菌的感染风险，增加肺结核的患病风险，增加肺结核的死亡风险及对肺结核的预后产生不利影响。

糖尿病

有证据提示，吸烟可以导致 2 型糖尿病，并且可以增加糖尿病患者发生大血管和微血管并发症的风险，影响疾病预后。

心脑血管疾病

吸烟会损伤血管内皮功能，可以导致动脉粥样硬化的发生，使动脉血管腔变窄，动脉血流受阻，引发多种心脑血管疾病。有充分证据说明吸烟可以导致冠心病、脑卒中和外周动脉疾病，而戒烟可以显著降低这些疾病的发病和死亡风险。

恶性肿瘤

烟草烟雾中含有69种已知的致癌物，这些致癌物会引发机体内关键基因突变，正常生长控制机制失调，最终导致细胞癌变和恶性肿瘤的发生。

第五章　问答篇

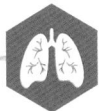

有充分证据说明吸烟可以导致肺癌、口腔和鼻咽部恶性肿瘤、喉癌、食管癌、胃癌、肝癌、胰腺癌、肾癌、膀胱癌和宫颈癌，而戒烟可以明显降低这些癌症的发病风险。此外，有证据提示吸烟还可以导致结直肠癌、乳腺癌和急性白血病。

生殖和发育异常

烟草烟雾中含有多种可以影响人体生殖及发育功能的有害物质。吸烟会损伤遗传物质，对内分泌系统、输卵管功能、胎盘功能、免疫功能、孕妇和胎儿心血管系统及胎儿组织器官发育造成不良影响。有充分证据说明女性吸烟会降低受孕概率，导致前置胎盘、胎盘早剥、胎儿生长受限、新生儿低出生体重，以及婴儿猝死综合征。此外，有证据提示吸烟还可以导致勃起功能障碍、异位妊娠和自然流产。

其他健康问题

有充分证据说明吸烟可以导致髋部骨折、牙周炎、白内障、手术伤口愈合不良、手术后呼吸系统并发症及皮肤老化，幽门螺旋杆菌感染者吸烟可以导致消化道溃疡。

治疗慢阻肺的最佳时机？

有人认为"慢阻肺早期只偶尔咳嗽、咳痰，对身体没什么影响，不必过早治疗，等到严重时再用药也不迟。"这是多数早期慢阻肺患者的想法，也是导致慢阻肺早期发现率低和诊治效果不理想的主要原因，很多患者往往到了病情严重时才开始重视和治疗。

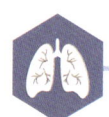

研究显示，2014—2015年中国慢阻肺的总体估计患病率为13.6%，其中超过92.7%为早期慢阻肺患者。早期慢阻肺患者尽管仅存在轻中度的气流受限，但小气道已出现显著的病变、肺功能处于快速下降期，是疾病干预治疗的最佳时期。2017年9月，国际顶级学术期刊《新英格兰医学杂志》长文刊登早期慢阻肺治疗科研成果：钟南山院士及其呼吸团队历时6年研究，首次证实了对早期慢阻肺患者进行干预治疗可显著改善其肺功能，降低肺功能下降速率，有效延缓疾病的进展。

2002—2015年慢阻肺患病率激增67%，患病人数逼近1亿人，慢阻肺俨然成了与高血压、糖尿病"等量齐观"的常见慢性病。因此，对于慢阻肺管理倡导要像高血压管理一样，做好疾病的早防、早治，降低慢阻肺发生率和减缓发展进程，提高患者生活质量。

吸入用药与口服用药的区别？

对于多数慢阻肺患者来说，首次接触吸入用药会有一定程度的心理负担，平时感冒、头痛都是吃药就好，现在要面对特有的用药装置，既要吹气又要吸气，认为这些操作很麻烦，宁愿口服用药，这是对药物吸收原理及吸入疗法不清楚导致的误解。吸入用药是治疗呼吸疾病独有的用药方式，吸入治疗效果远比口服用药好。吸入用药直达肺部，快速吸收，起效迅速，使用更小的剂量就可达到相同的治疗效果，减少用药带来的全身风险。在长期规范治疗中，熟悉并掌握吸入用药技巧和不同吸入装置的使用方法，是确保有效治疗的第一步。

第五章　问答篇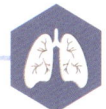

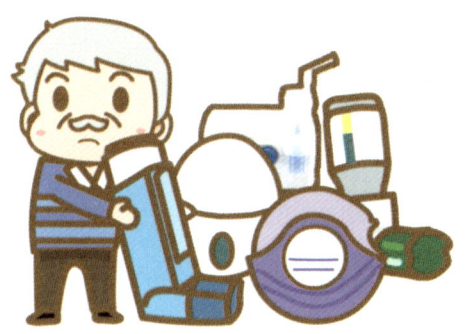

📖 担心长期用药会有不好的影响？

在对慢阻肺患者进行的长期随访管理工作中，医生会建议患者坚持服药治疗，但常有患者问"长期用药会不会成瘾，不良反应会不会很大？"患者需要了解慢阻肺的患病特点及药理知识。

慢阻肺的疾病特征——气道变形、狭窄是不完全可逆的，病情呈进行性发展，肺功能会逐步下降，发展到后期会严重影响患者的生活自理能力，降低生活质量。常规使用气管舒张剂能扩张支气管，达到改善肺通气的效果，长期服药是病情所需。

■ 何为"药物成瘾"？

WHO 专家委员会对药物成瘾的定义是：药物与机体相互作用所造成的一种精神状态，有时也包括身体状态，表现出一种强迫性连续定期使用该药的行为和其他反应，为的是感受其精神效应，或避免断药引起的不适。药物成瘾是一种以强迫性寻求和使用药物、对用药失去控制能力为主要特征的慢性复发性脑疾病。其形成机制是个体反复使用药物，药物的化学成分直接作用于大脑,广泛改变大脑神经系统的结构和功能,并进一步推动寻药和用药行为,最终导致成瘾障碍的发生。

反复使用精神活性物质者处于周期性或慢性中毒状态。成瘾物质主要包括:①常用处方药滥用:如止咳药水、曲马朵、复方甘草片、复方地芬诺酯;②阿片类药物成瘾:如吗啡、哌替啶、美沙酮、丁丙诺菲等;③新型毒品成瘾:如K粉、摇头丸、冰毒、麻古、五仔等;④传统毒品成瘾:如海洛因、土制海洛因、大麻;⑤安眠药成瘾:如安定、艾司唑仑、三唑仑、阿普唑仑等。常见疾病包括非依赖性物质伴发依赖、海洛因肾脏病、毒瘾等。

慢阻肺治疗常规使用舒张剂扩张支气管,以改善通气,不会引起上瘾,停止使用药物,只是通气情况重新回到没有用药时的状态,或者随着疾病治疗的延误而加重。

药物的不良反应

药物的不良反应指治疗剂量下出现的与治疗目的无关的反应,如阿托品用于治疗胃肠痉挛引起的口干、心悸、便秘等作用。药物的不良反应是不可避免的,在治疗的同时应权衡利弊,适当调整不良反应较大的药物,或者选择同效果的其他药物。如服用茶碱对睡眠有影响,适当减量或者提早服用就可以解决。此外,建议在确诊慢阻肺后遵医嘱制定相对稳定的治疗方案。不同病情程度需要的药物种类与剂量不同,医生会根据实际情况和治疗指南制定方案,患者可根据自身经济状况进行选择。在用药初期应多与医生沟通、反馈病情变化及用药反应,与医生共同制定治疗方案。

第五章　问答篇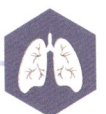

慢阻肺药物治疗选择西药还是中药呢?

治疗慢阻肺应该选择中医还是西医呢？这个问题经常让部分慢阻肺患者感到困惑。目前，慢阻肺主要推荐使用西药治疗，疗效更明确，但某些中药具有祛痰、支气管舒张和免疫调节等作用，值得深入研究。建议选择中药治疗时到正规医院咨询相关专业的医生，切忌使用来历不明的所谓的"偏方"，避免某些中药的过度使用，导致中毒或无效治疗。

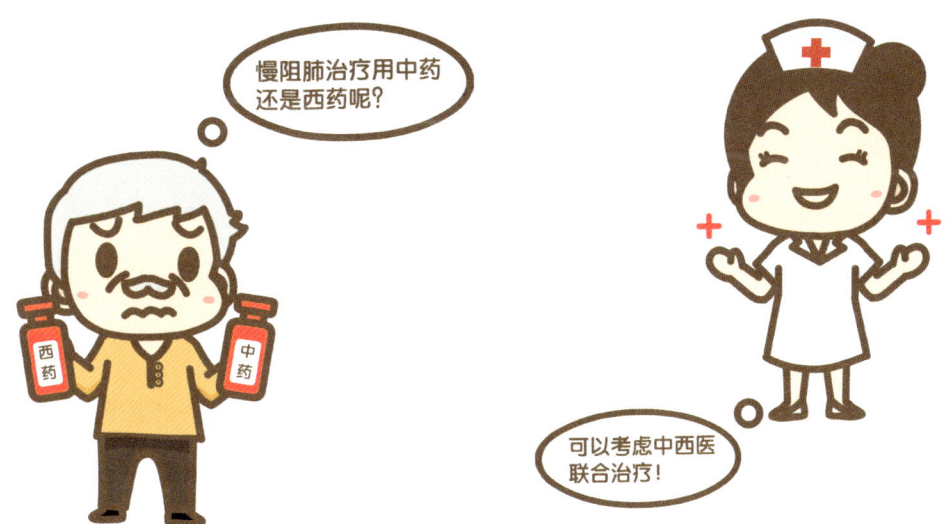

慢阻肺患者如何适当运动?

不少慢阻肺患者认为自己一活动就喘不过气来，不适宜活动，以免加重呼吸困难。慢阻肺的治疗分为药物治疗和非药物治疗。药物治疗即依照医嘱规范用药，而在非药物治疗中，运动康复锻炼为重要组成部分。康复锻炼可以改善进行性气流受限、呼吸困难严重、活动很少慢阻肺患者的活动能力，提高生命质量，这是慢阻肺患者一项重要的治疗措施。慢阻肺患者在坚持戒烟、规律用药，症状控制后，应尽早进行康复锻炼，包括全身性运动和呼吸肌锻炼，前者为步行、登楼梯、踏车等，后者有腹式呼吸锻炼等，但在运动过程中要注意不能过度劳累，每次运动应量力而行。

慢阻肺药物治疗效果不明显怎么办？

"有人认为，慢阻肺无法根治，即使用药效果也不大"。事实并非如此，药物效果欠佳，不妨尝试找找原因。

首先，检查药物吸入的方法是否正确。取到药物时应详细向药房药师或医生请教药物的使用方法。对于吸入的药物，常规准备都要求先把肺里的气吹完后再进行深吸气吸入药物，然后闭气10～15秒，让药物可以更好地沉积在肺里被利用。不同药物装置装药方式不同，建议咨询专业人员。

其次，慢阻肺是一种肺部损伤造成的慢性呼吸病，治疗干预已不可以完全逆转，只能控制症状，延缓病情进展。坚持用药至少可减轻症状，患者活动能力可能增强，长期用药可以降低急性加重风险、延缓肺功能下降、减少并发症发生。

担心激素治疗不良反应大，自行停药是否可行？

慢阻肺的常规治疗，尤其是急性加重的治疗，会应用激素类药物。部分患者认为激素治疗不良反应大，会出现骨质疏松症等并发症，对身体不好。

第五章 问答篇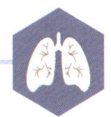

这种认识是错误的。首先,激素作为一种药物用于治疗,有着较好的抗炎作用,在中重度慢阻肺急性加重患者中,全身使用糖皮质激素可改善 FEV_1、氧合状态和缩短康复及住院时间。其次,激素的使用有着严格的指征,医生会根据不同的病情给予相应的治疗方案。再者,长期大量口服激素的确会带来不良反应,的确需要警惕,但在疾病发作的急性期短疗程全身使用激素可以缩短急性发作持续时间,减少肺部损伤。长期规律激素吸入适用于外周血嗜酸粒细胞计数≥300个/微升、有临床症状或反复加重的慢阻肺患者。吸入激素全身不良反应较口服激素等小。

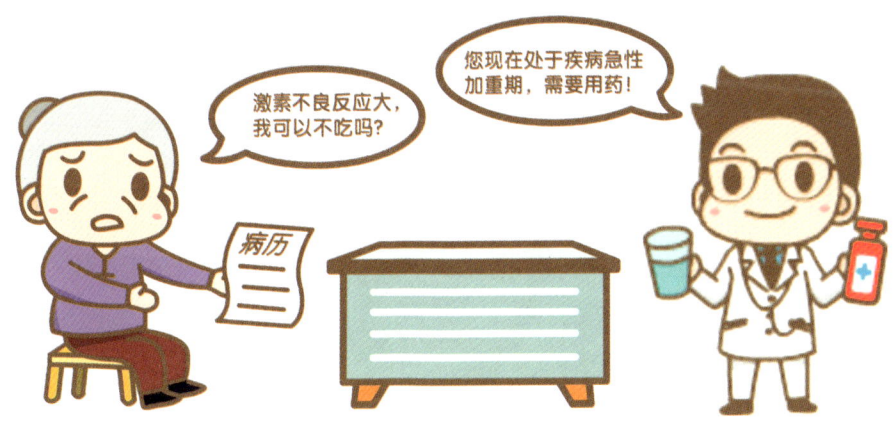

慢阻肺患者的日常问答

抗生素是否可以在自认为不舒服时候随意服用呢?

部分长期用药的慢阻肺患者自认为"久病成医",感觉不适即自服抗生素治疗,一些对抗生素作用一知半解的患者甚至长期大量服用抗生素。需要明确的是抗生素作为抗菌、杀菌的药物,只可在身体发生感染时,在医生的指导下按量服用。抗生素的滥用极有可能导致细菌耐药,在真正发生细菌感染时可能会出现无药可用的境况。同时滥用抗生素也会杀死身体里正常存在的细菌菌群,引起体内菌群失衡。所以当您的病情出现变化时,建议到医院就诊,谨遵医嘱治疗。

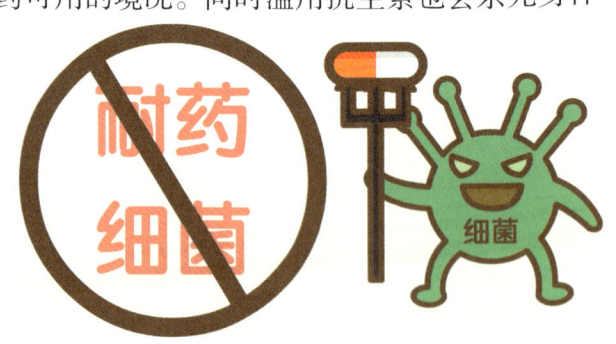

慢阻肺患者平时不用药,急性发作才就医是否可以?

慢阻肺存在稳定期和急性期反复交替出现的情况,在稳定期,病情变化不大,很多患者用药依从性差,常不按照医嘱服用药物,发生急性加重后才到医院治疗。慢阻肺患者的气道阻塞一直存在,急性加重会导致肺功能加速下降,在稳定期规律且足量用药才能延缓肺功能减退,减少急性加重发生的次数。所以及早规律用药治疗才是正确的选择!

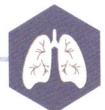

为什么慢阻肺患者更容易合并肺部感染性疾病?

慢阻肺患者往往有"黏液高分泌",表现为咳痰、痰液增多等慢性期支气管炎症状,加上气道病变,气道的局部免疫、防御功能下降,肺部更容易"滋生"细菌、真菌,而发生各类型的肺部感染性疾病。气道阻塞、身体乏力等导致呼气力量不足、排痰不畅等也是导致肺部感染的常见原因。

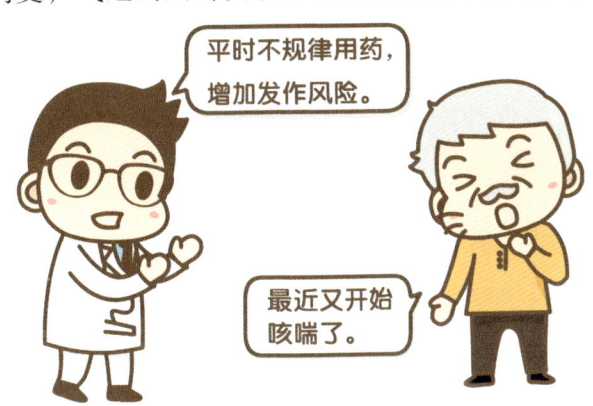

慢阻肺患者为什么会出现呼吸困难?

慢阻肺患者出现呼吸困难的原因比较复杂,主要原因有气流阻塞、肺气肿、呼吸肌肉疲劳,甚至还有心理因素(症状感知)等。此外,慢阻肺患者常合并心血管疾病,也会导致呼吸困难。慢阻肺最重要的标志性特征就是所谓的"气流受限"。起初往往无呼吸困难,随着病情发展,出现活动后呼吸困难,病情进一步加重,轻微活动也会出现呼吸困难(如穿衣服、洗澡),甚至休息状态下也有呼吸困难。

慢阻肺患者可出现肺气肿、肺大疱,发生限制性通气功能障碍,也会出现呼吸困难。慢阻肺到了晚期,可以引起肺动脉高压、慢性肺源性心脏病,也会导致呼吸困难。长期的呼吸困难使患者的呼吸肌肉负担过重,导致呼吸肌肉疲劳,进一步加重呼吸困难。

哪些慢阻肺患者需要长期吸氧？

稳定期慢阻肺患者接受氧疗的指征是（以下情况之一）：①动脉血氧分压（partial pressure of oxygen in arterial blood，PaO_2）≤ 55 mmHg 或动脉血氧饱和度（oxygen saturation of the arterial blood，SaO_2）≤ 88%，有或无高碳酸血症。② PaO_2 为 55～60 mmHg 或 SaO_2 < 89%，并有肺动脉高压、右心力衰竭或红细胞增多症（红细胞压积 > 55%）。

开展长期氧疗（long-term oxygen therapy，LTOT）后 60～90 天，应复查动脉血气或氧饱和度测试，重新评估缺氧情况，以判断氧疗是否有效，以及是否需要继续治疗。慢性呼吸衰竭的患者进行长期氧疗（每日吸氧 15 小时以上）可以提高静息状态下严重低氧血症患者的生存率。

哪些情况下慢阻肺患者需要使用家用呼吸机？

目前，极重度慢阻肺稳定期患者可考虑日常在家中使用呼吸机辅助治疗，主要使用无创通气方式。无创呼吸机辅助通气联合长期氧疗对某些慢阻肺患者，尤其是日间有明显高碳酸血症的患者有一定益处。相关研究显示无创呼吸机辅助通气可以改善生存率，但对改善生活质量效果不大。

从目前积累临床经验看，慢阻肺患者满足以下条件之一也可以考虑在家中应用呼吸机进行无创辅助通气：有疲劳、嗜睡、呼吸困难等症状；气体交换障碍：动脉血二氧化碳分压（partial pressure of carbon dioxide in artertial blond，$PaCO_2$）≥ 55 mmHg 或 $PaCO_2$ 为 50～54 mmHg，伴有睡眠时血氧饱和度＜88%的时间大于10%的总睡眠监测时间（吸氧后）；应用足量的支气管舒张剂和（或）吸入激素、氧疗等治疗后没有改善；合并中重度阻塞性睡眠呼吸暂停低通气综合征而持续气道内正压效果不佳。

但有下列情况应该避免使用：①气道保护能力差、咳嗽功能差或吞咽功能损坏伴有慢性误吸。使用无创呼吸辅助通气会增加误吸的风险，导致吸入性肺炎。②气道分泌物多。由于患者会带上面罩，不利于分泌物排出，也会增加误吸的风险。③需要持续的通气支持。此类患者需要专业的医疗护理，在家中可能无法做到，会增加意外的发生。④解剖因素干扰面罩的紧密连接，导致呼吸机管道漏气，影响通气效果。⑤患者或其家人不愿接受。使用无创呼吸机辅助通气需要患者和家属密切配合才能充分发挥呼吸机的效能。⑥无法配合或不理解治疗。⑦经济或看护资源不足。⑧有巨大肺大疱者。无创呼吸机辅助通气会在患者呼吸的同时给予一定压力，有存在肺大疱破裂的风险，导致气胸发生。

慢阻肺患者在家中使用呼吸机无创通气的疗效除了与无创通气本身的作用有关外，具体实施过程的技巧、患者的配合和理解，以及监护指导的密切程度等因素均对疗效有直接影响。患者及其亲属或看护人员需要掌握一定的呼吸机使用技能，涉及仪器使用、管道连接和密封管理、面罩佩戴、通气模式和参数设置，并且需要患者密切配合呼吸机协同呼吸。

如条件允许，应在医院内进行无创通气1周，并接受医护人员的指导和宣教，待患者基本适应后再回家进行无创通气。此后也应不定时接受医护人员的指导以提高呼吸机使用效果。

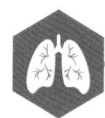

建议使用呼吸机2个月后进行疗效评价，若患者依从性良好（每天通气5小时）并取得满意疗效则可继续在家使用呼吸机；医护人员须加强对患者及其家属的教育，使其熟悉呼吸机的使用和面罩的连接方法，让患者有逐渐适应的过程。注意人机同步性，避免漏气，保持气道通畅。在开始治疗时要专业人员在床边护理和密切监测，并根据监测结果及时调节通气模式和参数。

下面简述呼吸机无创通气常用的通气模式和参数。请患者在医护人员指导下设置，切勿擅自胡乱设置，否则会造成不良后果。

目前常用的是双水平气道正压（bilevel positive airway pressure，BIPAP）模式，BIPAP是时间切换－压力控制的机械通气模式，可分别调节吸气相气道正压（inspiratory positive airway pressure，IPAP）和呼气相气道正压（expiratory positive airway pressure，EPAP）。根据吸－呼相转换机制，BIPAP可分为自主呼吸（spontaneous，S）通气辅助模式（即S模式）、时间控制（timed，T）模式和自主呼吸通气辅助结合时间控制（S/T）模式等。

S模式由患者通过超过一定阈值的吸气流速或吸气负压信号触发呼吸机按预置的IPAP辅助通气，当气体流速或压力降到预置的阈值时，转换为呼气相，按预置的EPAP通气；T模式相当于控制呼吸模式，呼吸机按预置的时间常数（或频率）进行吸－呼相转换。

S/T模式由患者自主呼吸频率和机控呼吸频率共同控制吸－呼相转换，机控频率设置通常慢于患者自主呼吸频率但高于最低安全频率，呼吸机按

第五章 问答篇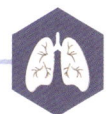

患者自主频率触发呼吸机辅助呼吸,当自主呼吸频率过慢或呼吸停止、吸气流速或负压不够,不能触发呼吸机时,呼吸机按照机控频率工作。

BIPAP(S/T)模式可保留患者自主呼吸并使其与呼吸机更好地配合。采用小吸气流量触发预置的 IPAP 可避免吸气相内压力下降过快,减少患者吸气做功,增加肺泡通气量;但过低的吸气流量触发易被非呼吸因素误触发,导致人机不协调。EPAP 可防止呼气相小气道过早闭合,促进气道内 CO_2 排出。自主呼吸时,IPAP 和 EPAP 两个压力水平各自的时间由设定的呼吸时间决定。

无创通气常用通气参数的参考值

通气模式	参考值
潮气量	7～15 mL/kg(标准体重*)
备用呼吸频率	10～20 次/分钟
吸气时间	0.8～1.2 秒
吸气压力	10～30 cmH₂O
呼吸末正压(positive end-expiratory pressure,PEEP)	视患者情况而定,4～8 cmH₂O,Ⅰ型呼吸衰竭:需要增加 6～12 cmH₂O
持续气道内正压(continuous positive airway pressure,CPAP)	6～15 cmH₂O

*标准体重(kg):男性为 50+0.91×[身高(cm)－152.4],女性为 45.5+0.91×[身高(cm)－152.4]。

再次提醒,以上所述常用的通气模式和参数,请患者在医护人员严格指导下设置,切勿擅自胡乱设置模式和参数,否则会造成不良后果。

慢阻肺患者为什么多会出现体重下降？

由于疾病影响，慢阻肺患友们的能量消耗增加，而胃口欠佳等导致营养物质摄入减少，同时还存在各种营养物质消化、吸收和利用功能障碍等，这种情况下体重下降不难理解。

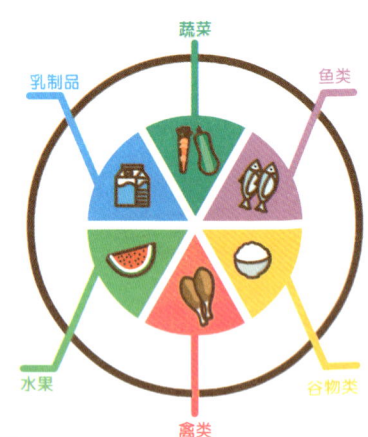

慢阻肺患者应该如何保持体重？

保持体重的关键在于总进食量满足目前能量、蛋白等的需要。胃口好且气促对进食影响不大的患者可以通过饮食结构调整，以及增加进食量来达到这个目标；对于胃口不好或者进食时气促明显加重，进而摄食受限的患者，进食量未能达到总需求的60%以上，除了饮食调整外，建议选用慢阻肺适用型、高能量高蛋白型营养素进行经口营养治疗。

营养不良会影响慢阻肺患者的呼吸吗？

营养不良会影响慢阻肺患者的呼吸。慢阻肺患者后期往往合并营养不良，体重下降、骨骼肌功能障碍，甚至出现肺源性恶病质综合征，呼吸肌结构和功能也会出现改变，进一步影响患者的呼吸驱动。